Kohlhammer

Die Reihenherausgeber

Univ.-Prof. Dr. med. Johannes Pantel ist Leiter des Arbeitsbereichs Altersmedizin mit Schwerpunkt Psychogeriatrie und klinischer Gerontologie am Institut für Allgemeinmedizin der Goethe-Universität Frankfurt. Zuvor war er viele Jahre in leitenden klinischen Funktionen an den Universitätskliniken Heidelberg und Frankfurt am Main tätig. Er ist Mitbegründer und stellvertretender Vorstandssprecher des Frankfurter Forums für Interdisziplinäre Altersforschung (FFIA). Als Autor und Herausgeber publizierte er über 20 einschlägige Sach- und Fachbücher und ist Co-Chief-Editor der Zeitschrift »GeroPsych – The Journal of Gerontopsychology and Geriatric Psychiatry«.

Univ.-Prof. Dr. med. Johannes Pantel

Leiter Arbeitsbereich Altersmedizin
Institut für Allgemeinmedizin
Johann Wolfgang Goethe-Universität
Theodor-Stern-Kai 7
60590 Frankfurt

PD Dr. med. Rupert Püllen ist Chefarzt der Medizinisch-Geriatrischen Klinik am AGAPLESION MARKUS KRANKENHAUS in Frankfurt am Main. Er ist an der Goethe-Universität Frankfurt zuständig für den Querschnittsbereich Medizin des Alterns und des alten Menschen und darüber hinaus Honorarprofessor an der Universität Pecs. Als ehemaliger Präsident der Deutschen Gesellschaft für Geriatrie ist er jetzt Vertreter im Fullboard der European Geriatric Medicine Society (EuGMS) sowie Mitherausgeber der »Zeitschrift für Gerontologie und Geriatrie«.

PD Dr. med. Rupert Püllen

Chefarzt Medizinisch-Geriatrische Klinik
Präsident der Deutschen Gesellschaft für Geriatrie 2014–2016
AGAPLESION MARKUS KRANKENHAUS
Wilhelm-Epstein-Straße 4
60431 Frankfurt am Main

Helmut Frohnhofen

Geriatrisches Assessment

Grundlagen und Handlungsanweisungen für die Praxis

Verlag W. Kohlhammer

Dieses Werk einschließlich aller seiner Teile ist urheberrechtlich geschützt. Jede Verwendung außerhalb der engen Grenzen des Urheberrechts ist ohne Zustimmung des Verlags unzulässig und strafbar. Das gilt insbesondere für Vervielfältigungen, Übersetzungen und für die Einspeicherung und Verarbeitung in elektronischen Systemen.

Pharmakologische Daten verändern sich ständig. Verlag und Autoren tragen dafür Sorge, dass alle gemachten Angaben dem derzeitigen Wissensstand entsprechen. Eine Haftung hierfür kann jedoch nicht übernommen werden. Es empfiehlt sich, die Angaben anhand des Beipackzettels und der entsprechenden Fachinformationen zu überprüfen. Aufgrund der Auswahl häufig angewendeter Arzneimittel besteht kein Anspruch auf Vollständigkeit.

Die Wiedergabe von Warenbezeichnungen, Handelsnamen und sonstigen Kennzeichen berechtigt nicht zu der Annahme, dass diese frei benutzt werden dürfen. Vielmehr kann es sich auch dann um eingetragene Warenzeichen oder sonstige geschützte Kennzeichen handeln, wenn sie nicht eigens als solche gekennzeichnet sind.

Es konnten nicht alle Rechtsinhaber von Abbildungen ermittelt werden. Sollte dem Verlag gegenüber der Nachweis der Rechtsinhaberschaft geführt werden, wird das branchenübliche Honorar nachträglich gezahlt.

Dieses Werk enthält Hinweise/Links zu externen Websites Dritter, auf deren Inhalt der Verlag keinen Einfluss hat und die der Haftung der jeweiligen Seitenanbieter oder -betreiber unterliegen. Zum Zeitpunkt der Verlinkung wurden die externen Websites auf mögliche Rechtsverstöße überprüft und dabei keine Rechtsverletzung festgestellt. Ohne konkrete Hinweise auf eine solche Rechtsverletzung ist eine permanente inhaltliche Kontrolle der verlinkten Seiten nicht zumutbar. Sollten jedoch Rechtsverletzungen bekannt werden, werden die betroffenen externen Links soweit möglich unverzüglich entfernt.

1. Auflage 2021

Alle Rechte vorbehalten
© W. Kohlhammer GmbH, Stuttgart
Gesamtherstellung: W. Kohlhammer GmbH, Stuttgart

Print:
ISBN 978-3-17-034182-1

E-Book-Formate:
pdf: ISBN 978-3-17-034183-8
epub: ISBN 978-3-17-034184-5

Der Autor

Prof. Dr. med. Helmut Frohnhofen ist Arzt für Innere Medizin, Geriatrie, Palliativmedizin und Schlafmedizin. Er ist zudem Somnologe (DGSM) und Mitglied der Fakultät für Gesundheit der Universität Witten/Herdecke. Am Universitätsklinikum Düsseldorf leitet er den Bereich Altersmedizin.

Prof. Dr. med. Helmut Frohnhofen
Universität Witten/Herdecke
Fakultät für Gesundheit, Department für Humanmedizin
Lehrstuhl für Geriatrie
Alfred-Herrhausen-Str. 50
58448 Witten
E-Mail: helmut.frohnhofen@uni-wh.de

Inhaltsverzeichnis

Vorwort zur Reihe 11

Vorwort 13

Teil A Theoretischer Hintergrund

1 Assessment 17
    1.1   Geschichtliche Entwicklung des Assessments 17
    1.2   Assessment in der Altersmedizin 18
    1.3   Geriatrisches Assessment wirkt 20

2 Epidemiologische und statistische Begriffe 21

3 Das Assessment in der Geriatrie 23
    3.1   Allgemeines zum geriatrischen Assessment 23
    3.2   Geriatrisches Assessment bei zu Hause lebenden älteren Menschen 26
    3.3   Geriatrisches Assessment bei Heimbewohnern 30
    3.4   Geriatrisches Assessment in einer geriatrischen Fachabteilung 31
    3.5   Geriatrisches Assessment in nichtgeriatrischen Fachabteilungen 31
    3.6   Geriatrisches Assessment in der Notaufnahme 32
    3.7   Geriatrisches Assessment in der Hausarztpraxis 34
    3.8   Geriatrisches Assessment in besonderen Situationen 35
    3.9   Ausgewählte geriatrische Domänen und Assessmentinstrumente 36

Teil B Assessmentverfahren

4 Die Domänen des geriatrischen Assessments 39
4.1 Screening in der Geriatrie 39
4.2 Screeninginstrumente in der Geriatrie 42
    4.2.1 Geriatrisches Screening nach Lachs 42
    4.2.2 Identification of Seniors at Risk (ISAR) 45
    4.2.3 Care Complexity Prediction Instrument (COMPRI) 46
    4.2.4 Geriatrie-Check 47
4.3 Domänen des geriatrischen Assessments 48
    4.3.1 Die Aktivitäten des täglichen Lebens 48
    4.3.2 Assessmentinstrumente zur Erfassung der basalen Aktivitäten des täglichen Lebens 50
    4.3.3 Assessmentinstrumente für die instrumentellen Aktivitäten des täglichen Lebens 57
    4.3.4 Mobilität und Sturzrisiko 58
4.4 Assessment der Hirnleistung 73
    4.4.1 Allgemeines zum Assessment der Hirnleistung 73
    4.4.2 Testverfahren zum Assessment der Hirnleistung 79
4.5 Depression und Emotion 103
    4.5.1 Assessment depressiver Episoden im höheren Lebensalter 103
    4.5.2 Assessmentinstrumente zur Erfassung von Emotion und Depressivität 104
4.6 Assessment des Ernährungsstatus 110
    4.6.1 Globale Einschätzung der Ernährung 110
    4.6.2 Assessmentinstrumente zur Erfassung der Ernährungssituation 113
4.7 Assessment der Lebensqualität 118
    4.7.1 Probleme bei der Erfassung der Lebensqualität 119
    4.7.2 Instrumente zur Erfassung der Lebensqualität 119
4.8 Assessment von Frailty 124

	4.8.1	Der Begriff Frailty	124
	4.8.2	Assessmentinstrumente zur Erfassung von Frailty	126
4.9	Assessment des Schlafes		134
	4.9.1	Schlafanamnese	134
	4.9.2	Instrumente zum Assessment des Schlafes	136
4.10	Schmerz		144
	4.10.1	Schmerz bei alten Menschen	144
	4.10.2	Skalen zur Erfassung von Schmerzen	146
	4.10.3	Die Beurteilung von Schmerzen bei Demenz (BESD)-Skala	149
4.11	Die soziale Situation		149
4.12	Delir		151
	4.12.1	Diagnose eines Delirs	151

Literatur **158**

Sachregister **177**

Vorwort zur Reihe

Altersmedizin dient dem älteren Patienten, indem sie wie kein zweites Fach seine Besonderheiten und Bedürfnisse ganzheitlich in den Blick nimmt. Sie ist aber auch vielseitig, spannend und effektiv.

Dies anhand ausgewählter Handlungsfelder deutlich zu machen, ist ein wichtiges Anliegen der Reihe »Altersmedizin in der Praxis«. Das wichtigste Ziel ist es jedoch, das auch in der Altersmedizin exponentiell anwachsende Wissen für den Versorgungsalltag kompakt und praxisnah aufzubereiten.

Doch braucht man dazu heute noch Bücher? Haben nicht Internet und Zeitschriften das Buch längst abgelöst, weil sie häufig einen rascheren Zugriff auf manchmal schnell veraltendes Fachwissen erlauben? Das mag in einzelnen Bereichen und zu manchen Fragestellungen zutreffen; doch wer sich vertieft mit einem Thema auseinandersetzen möchte, wer nicht nur Fachinformationen, sondern auch ausgewogene Bewertungen sucht, wer sich durch einen erfahrenen Autor fundiert in ein Thema hineinführen lassen möchte, der greift besser zu einem Buch. Nicht zuletzt bieten Bücher eher Sponsor-unabhängige Informationen als kostenlos zugängliche Publikationen.

Die Reihe »Altersmedizin in der Praxis« erhebt nicht den Anspruch, das weite und wachsende Gebiet der Altersmedizin vollständig darzustellen. Es geht vielmehr darum, einzelne für die altersmedizinische Praxis wichtige Themen aufzuarbeiten und in einer didaktisch gut aufbereiteten Form auf dem neuesten Wissensstand zu präsentieren.

An wen richtet sich die Reihe? Natürlich in erster Linie an Ärzte jeglicher Fachrichtung, die regelmäßig ältere Patienten in der Praxis, dem Krankenhaus oder in einem anderen Kontext betreuen. Die Bücher richten sich ebenfalls an Ärzte in Weiterbildung und an Studenten, aber auch an andere Professionelle des Gesundheitswesens, die Umgang mit älteren Patienten haben. Die einzelnen Bände können dabei sowohl als fundierte Einführungen und Übersichten zu den jeweiligen Themen gelesen werden als auch als kompakte Nachschlagewerke für den Einsatz in der täglichen Praxis dienen.

Die Herausgeber
Johannes Pantel und Rupert Püllen

Vorwort

Das Ziel dieses Buches ist es, Grundbegriffe des geriatrischen Assessments und den Assessmentprozess in wichtigen Bereichen darzustellen. In den nach Themen geordneten Kapiteln werden nach einer allgemeinen Einführung eine Auswahl wichtiger Assessmentinstrumente vorgestellt.

Der kompakte Umfang dieses Buches erlaubt keine erschöpfende Darstellung aller Aspekte des geriatrischen Assessments. Dem auch in der Geriatrie wichtigen Thema der Fahreignung wurde ein eigener Band in dieser Reihe gewidmet. Darauf sei verwiesen.

Zudem können nicht alle verfügbaren Assessments angesichts der Fülle an Testverfahren hier vorgestellt und diskutiert werden. Wurden Assessmentinstrumente oder Testbatterien nicht aufgeführt oder diskutiert, so bedeutet dies nicht, dass diese Instrumente weniger geeignet sind.

Zudem entwickelt sich das Angebot an Assessmentverfahren weiter, da einerseits schon verfügbare Instrumente nun auch für alte Menschen validiert werden und andererseits durch Fortschritte in der Wissenschaft neue Instrumente geschaffen werden.

Dieses Buch kann daher nur eine Momentaufnahme sein. Es soll zu einer weiteren Beschäftigung mit dem wichtigen Bereich Assessment in der Geriatrie anregen und dazu beitragen, dass Assessmentinstrumente auch außerhalb der Altersmedizin häufiger Anwendung finden.

Im Mai 2021
Prof. Dr. med. Helmut Frohnhofen

Teil A   Theoretischer Hintergrund

1 Assessment

1.1 Geschichtliche Entwicklung des Assessments

Der aus dem Englischen stammende Begriff »Assessment« bedeutet Einschätzung. Den meisten ist dieser Begriff aus der Personalpsychologie in der Wirtschaft bekannt. Assessment bedeutet hier eine umfangreiche Testung – häufig in einem sog. Assessment-Center –, um vor der Einstellung eines Bewerbers dessen Eignung durch Aufdecken seiner Stärken und Schwächen einschätzen zu können.

Ursprünglich stammt diese Methode aus dem Militärbereich. Die ersten Assessmentverfahren entstanden in Deutschland. Schon im ersten Weltkrieg wurden psychologische Testungen zur Auswahl von Funkern, Piloten, Kraftfahrern und ab 1920 auch von Offizieren angewandt. Während die Offiziersanwärter früher fast ausschließlich aus dem Adel rekrutiert wurden, war es nun erforderlich, aus einer großen Menge von Bewerbern unterschiedlichster Vorbildung eine von der Herkunft unabhängige, optimale Auswahl zu treffen.

Zunächst widmete sich das Verfahren nur den Einzelfähigkeiten der Teilnehmer, aber schon nach kurzer Zeit wurde deutlich, dass nur die verschiedenen »isoliert gedachten seelischen Fähigkeiten innerhalb der seelischen Gesamtveranlagung« (Simoneit 1933, S. 44), also die verschiedenen Kompetenzen und persönlichen Eigenschaften in der Zusammenschau eindeutigere Schlüsse auf zukünftige Verhaltensweisen zuließen.

Die Offiziersanwärterauswahl basierte fortan auf einem charakterologischen Verfahren, das bereits viele seiner heutigen Elemente, wie z. B. eine

Gruppendiskussion, beinhaltete. Der zweite Weltkrieg beendete in Deutschland zunächst die von der Herkunft unabhängige Auswahl beim Militär. Aber die durch diesen Kontext entstandene organisatorische und methodische Grundkonzeption der Beurteilungsverfahren ist bis zum heutigen Tage erhalten geblieben.

In Großbritannien wurden ab 1941 ähnliche Methoden der Offiziersanwärterauswahl angewendet. Auch hier stand das Ziel einer von der gesellschaftlichen Herkunft unabhängigen, effizienten Auswahl qualifizierten Personals im Vordergrund. Kurze Zeit später begannen die USA jene psychologischen Testverfahren zur Auswahl von Bewerbern für den Geheimdienst OSS (Office of Strategic Services) einzusetzen, nachdem sie von den Erfolgen der britischen Armee in Kenntnis gesetzt worden waren. Der Psychologe Henry H. Murray von der Harvard-Universität, der führend an der Konzeption beteiligt war, prägte hier den Begriff Assessment-Center.

Nach der Veröffentlichung der Ergebnisse des OSS-Stabes setzte eine weite Verbreitung dieser Verfahren in den USA ein. Das erste Assessment Center im wirtschaftlichen Bereich wurde – zunächst versuchsweise und unter strikter Geheimhaltung der Ergebnisse – 1956 von der American Telephon & Telegraph Company (AT & T) gegründet. Da die dort erstellten Prognosen später hohe Übereinstimmungen mit den tatsächlichen Karriereverläufen der Teilnehmer aufwiesen, begann AT & T ab 1958 die erlangten Kenntnisse zur Auswahl von Führungskräften anzuwenden. Bis 1969 verbreitete sich die Assessment-Center-Methode nur zögerlich im Bereich der Wirtschaft; dann setzte jedoch eine stetig zunehmende, weltweite Verbreitung ein.

1.2 Assessment in der Altersmedizin

Der Ursprung der Geriatrie liegt schon lange zurück. Ende des 19. Jahrhunderts (1881) inaugurierte Jean-Martin Charcot (1825–1893) am Hôpital de la Salpêtrière an der Universität Paris als erster Mediziner die »geriatrische« Disziplin und Ignatz Leo Nascher (1863–1944) forderte als »Vater der modernen Geriatrie« – ähnlich der Pädiatrie –, die Geriatrie als eigenständige Disziplin zu etablieren.

Eine weitere herausragende Rolle spielte die britische Ärztin Dr. Marjory Warren. Sie etablierte als Erste die multiprofessionelle teambasierte Betreuung multimorbider älterer Menschen. Sie forcierte den Teamgedanken mit Einbinden von Physio- und Ergotherapie, mit der Einrichtung von Tagesräumen, einer speziellen Ernährung für Patienten mit Kauproblemen und einem angepassten Pflegeschlüssel.

Ein wichtiges Anliegen der Medizin des alten Menschen ist es zudem, durch die Anwendung spezifischer Testverfahren für die weitere Behandlung wichtige Informationen zu gewinnen.

Grundsätzlich werden verschiedene Testverfahren so kombiniert, dass unterschiedliche Problembereiche fokussiert werden können. Die Testverfahren werden verwendet zum

- Screening,
- zur umfassenden Diagnostik,
- zur Schweregradeurteilung und
- zur Verlaufsbeurteilung.

Das geriatrische Assessment besteht aus einer Kombination verschiedener Testverfahren, welche die für den jeweiligen Patienten relevanten Bereiche (Domänen) abdecken.

Bei der Verwendung von Assessmentinstrumenten müssen die Gütekriterien und die Validierung des Instruments bekannt sein.

Zudem muss bekannt sein, ob ein Instrument wiederholt verwendet werden darf, ob es also »retestfähig« ist. Dazu muss ein Instrument in verschiedenen Versionen vorliegen. Nur so kann sichergestellt werden, dass das Verlaufsergebnis nicht durch eine Voruntersuchung zu sehr beeinflusst wird.

1.3 Geriatrisches Assessment wirkt

Eine Metaanalyse randomisierter kontrollierter Studien aus dem Jahre 1993 zeigte eine Senkung der Mortalität um 35 % bei den Patienten, die ein geriatrisches Assessment erhielten. Daneben konnten positive Effekte hinsichtlich Diagnostik sowie funktionellem, kognitivem und emotionalem Zustand der Patienten nachgewiesen werden. Der Medikamentenverbrauch und die Krankenhausverweildauer lagen bei der Behandlungsgruppe niedriger, ebenso die Rate an Alten- und Pflegeheimeinweisungen (Stuck et al. 1993).

Aktuelle Übersichten zeigen auch, dass ältere Krankenhauspatienten eine bessere Prognose quo ad vitam und eine signifikant höhere Wahrscheinlichkeit für die Rückkehr in ihre häusliche Umgebung hatten, wenn ein geriatrisches Assessment durchgeführt wurde und dessen Ergebnisse für die weitere Behandlung berücksichtigt wurden (Harding 2020).

Der sich aus einem korrekt durchgeführten geriatrischen Assessment ergebende Nutzen für den Patienten konnte in zahlreichen Studien für Heimbewohner, Krankenhauspatienten und zu Hause lebende, ambulant betreute Menschen belegt werden (Faul et al. 2009). Weniger gut belegt ist bisher die Wirksamkeit des geriatrischen Assessments in der klinischen Notaufnahme (Harding 2020).

Für den hausärztlichen Bereich ließ sich zeigen, dass ein älterer Patient dann von einem geriatrischen Assessment profitiert, wenn der Hausarzt diesen Patienten noch nicht lange – etwa weniger als zwei Jahre – betreut hat (Faul et al. 2009).

2 Epidemiologische und statistische Begriffe

Immer dann, wenn Testverfahren angewendet werden, sollten epidemiologische und statistische Grundbegriffe klar sein. Als *Prävalenz* wird die Häufigkeit eines Merkmals in einer vorgegebenen Population bezeichnet. Die Prävalenz errechnet sich aus dem Quotienten der Anzahl der Betroffenen und der Gesamtpopulation. Die *Inzidenz* beschreibt den Anteil der Neuerkrankungen bezogen auf einen festgelegten Zeitraum, in der Regel ein Jahr. Die *Sensitivität* gibt an, bei welchem Anteil erkrankter Patienten die jeweilige Krankheit durch die Anwendung des Tests tatsächlich erkannt wird. Die *Spezifität* gibt an, wie wahrscheinlich tatsächlich Gesunde im Test als gesund erkannt werden. Der *positive prädiktive Wert* (*positive predictive value*, PPV) ist ein Parameter zur Einschätzung der Aussagekraft von medizinischen Testverfahren. Er gibt an, wie viele Personen, bei denen eine bestimmte Krankheit mittels eines Testverfahrens festgestellt wurde, auch tatsächlich krank sind. Der *negative prädiktive Wert* (*negative predictive value*, NPV) gibt an, wie viele Personen, bei denen eine bestimmte Krankheit mittels eines Testverfahrens nicht festgestellt wurde, auch tatsächlich gesund sind.

Die beiden wichtigsten Maßzahlen für einen Screeningtest sind der positive und der negative prädiktive Wert. Bezüglich der erforderlichen Höhe von Sensitivität und Spezifität eines Testverfahrens gibt es keine allgemein verbindlichen Kriterien. Daher gilt es in der klinischen Praxis, einen Kompromiss zwischen diesen beiden Größen zu finden. Zudem muss eine Nutzenabwägung erfolgen, die die gesuchte Störung und deren Relevanz berücksichtigt (Maxim et al. 2014).

Von einem *Bodeneffekt* und einem *Deckeneffekt* spricht man in der Testpsychologie dann, wenn die zu messende Größe den Empfindlichkeitsbereich eines Messverfahrens unter- bzw. überschreitet. Ein sehr eingängiges

Beispiel sei die Prüfung der Mobilität durch z. B. den Timed-up-and-go-Test. Dieser valide Test würde bei Bettlägerigen oder immobilen Patienten immer einen zeitlich unendlich hohen Wert ergeben. Soll bei diesen Patienten die verbliebene Mobilität bestimmt werden, dann werden Testverfahren benötigt, die eine geringere Mobilität – z. B. das selbstständige Drehen im Bett – erfassen. Boden- oder Deckeneffekte lassen sich leicht erkennen. Dazu wird in einem Patientenkollektiv die Verteilung der Testergebnisse untersucht. Der Anteil der minimalen und maximalen Werte darf dabei einen Anteil von jeweils 15 % nicht überschreiten. Die Messung von Veränderungen macht zudem die Festlegung einer minimal bedeutsamen Veränderung erforderlich. Nur so kann ein klinisch relevanter Effekt erfasst werden.

Eine relevante Veränderung wird als *minimal clinical important difference* (MCID) bezeichnet. Hier sind verschiedene Bestimmungsmethoden verfügbar. Der am häufigsten verwendete Parameter ist eine Veränderung eines Testergebnisses um wenigstens eine halbe Standardabweichung aller Testergebnisse in einer Population.

Unter der *Reliabilität* (Zuverlässigkeit) wird die formale Genauigkeit eines Testverfahrens verstanden. Die Reliabilität beschreibt den Anteil an der Varianz, der durch tatsächliche Unterschiede im zu messenden Merkmal und nicht durch Messfehler erklärt werden kann.

Die *Validität* (Gültigkeit) ist ein Maß dafür, ob die bei der Messung erzeugten Daten die zu messende Größe repräsentieren, denn nur dann können die Daten sinnvoll interpretiert werden. Validität bezeichnet also die inhaltliche Übereinstimmung einer empirischen Messung mit einem logischen Messkonzept. Allgemein ist dies der Grad an Genauigkeit, mit der das Merkmal tatsächlich gemessen wird, welches auch gemessen werden soll.

Normierung bezeichnet in der medizinischen Diagnostik ein Verfahren, das es ermöglicht, die individuellen Testergebnisse mit denen einer größeren und meist repräsentativen Stichprobe zu vergleichen. Durch die Normierung eines Testverfahrens können zum Beispiel Perzentilen erstellt werden, die dann ein individuelles Testergebnis einordnen lassen. Das Gütekriterium der *Objektivität* bezeichnet die Unabhängigkeit der Ergebnisse von den Personen, die bei der Ergebniserstellung beteiligt sind.

3 Das Assessment in der Geriatrie

3.1 Allgemeines zum geriatrischen Assessment

Das Assessment ist ein längerer diagnostischer Prozess, der eine umfassendere Abbildung der Probleme und Ressourcen eines alten Menschen ermöglicht. Dies ist insbesondere deshalb wichtig, weil Symptome und gesundheitliche Probleme im höheren Lebensalter oft atypisch präsentiert oder bagatellisiert werden. Damit besteht die Gefahr, dass im Rahmen der üblicherweise durchgeführten medizinischen Diagnostik relevante Probleme übersehen werden.

Das geriatrische Assessment wurde als ein umfassender multidimensionaler und strukturierter Prozess entwickelt. Es soll bei der Entscheidungsfindung helfen, in wieweit therapeutisch präventiv, restituierend oder kompensatorisch erfolgsversprechend behandelt werden kann. Dabei werden die Wünsche und Ziele des Patienten immer mit in ein umfassendes Behandlungskonzept integriert.

Ein so aufgebauter strukturierter Prozess benötigt Zeit und dauert im Durchschnitt ca. 60 Minuten pro Patient. Daher müssen bei der Durchführung eines geriatrischen Assessments immer auch die Belastung des Patienten und seine Ausdauer berücksichtigt werden. Nicht immer kann eine Abklärung als Ganzes erfolgen, sondern muss unterbrochen werden und in kleineren Einheiten erfolgen (sog. *rolling assessment*), um valide Ergebnisse zu liefern.

Diese Problematik muss unbedingt erkannt und dokumentiert werden, denn ein unter starren äußeren Vorgaben zeitlich komprimierter Assessmentprozess kann falsche Eindrücke liefern und zu falschen Konsequenzen führen.

Nicht jeder ältere Mensch benötigt ein umfassendes geriatrisches Assessment. Die Auswahl der Patienten basiert auf der Zielsetzung des Assessments. Das Spektrum reicht dabei vom Erhalt der Funktionalität bei bisher nicht eingeschränkten Personen über die Aufdeckung latenter Defizite bis hin zur Quantifizierung prävalenter Einschränkungen.

Ältere Menschen, die im Alltag komplett selbstständig sind und keine relevanten Einschränkungen haben, sind eine ideale Zielgruppe für eine Prävention. Hier wäre ein umfassendes geriatrisches Assessment zu umfangreich. Auch die Konsequenzen des Assessments wären gering. Daher ist die Herangehensweise hier ein gezieltes Screening mit sich anschließendem umfassenderen Assessment nur bei Auffälligkeiten.

Auch Personen mit andauernder erheblicher Pflegebedürftigkeit würden im ambulanten Bereich weniger vom Ergebnis eines umfassenden geriatrischen Assessments profitieren. Die älteren Personen mit dem höchsten Benefit leiden typischerweise an mehreren Erkrankungen und therapiebaren funktionellen Einschränkungen (Stijnen et al. 2014).

Eine weitere Gruppe mit Benefit sind elektive chirurgische oder onkologische Patienten vor einer Intervention. Das Ziel ist hier, im Vorfeld Risikofaktoren für einen ungünstigen periinterventionellen Verlauf zu identifizieren und präventiv zu behandeln (Partridge et al. 2014).

Die entscheidende Frage lautet, welchen Benefit der Patient von einem geriatrischen Assessment hat? Studien zeigen zum Beispiel, dass ältere Menschen mit Multimorbidität von einem faktorisolierenden medizinischen Ansatz, der sich nur auf eine einzelne Erkrankung konzentriert, nicht profitieren (Gates und Mills 2005). Ein geriatrisches Assessment ist hingegen umfassender und thematisiert die für den alten Menschen relevanten Probleme unabhängig von der vorliegenden Multimorbidität.

So ließ sich zeigen, dass zu Hause lebende Personen mit pflegerischer Versorgung eine höhere Lebensqualität hatten und seltener in ein Krankenhaus oder ein Pflegeheim aufgenommen werden mussten, wenn zuvor ein geriatrisches Assessment mit entsprechenden gezielten Interventionen erfolgte. Auch die Mehrkosten für diese Intervention waren durch diese günstigen Effekte mehr als ausgeglichen (Ekdahl et al. 2016).

Eine weitere wichtige Frage ist die, welche Inhalte ein umfassendes geriatrisches Assessment haben muss, um einerseits effektiv zu sein und andererseits nicht durch unnötige Ausdehnung den Patienten und den Untersucher zu überfordern.

> **Folgende Risikofaktoren für Funktionsverlust muss ein Assessment adressieren:**
>
> - Funktionelle Probleme
> - Kognitive Probleme
> - Emotionale Probleme
> - Soziale Probleme
> - Probleme mit der Sinneswahrnehmung
> - Ungünstige und ungesunde Lebensweise

Eine Untersuchung alter Menschen lieferte durch deren Befragung die Bereiche (Domänen), die diesen Menschen aus ihrer Perspektive wichtig waren und bisher nicht ausreichend berücksichtigt wurden (sog. *unmet needs*). Hierzu gehörten Einschränkungen von Hör- und Sehvermögen, physische Fähigkeiten einschließlich der Aktivitäten des täglichen Lebens, Inkontinenz, Hirnleistung (Kognition), Mobilität, Sturzrisiko sowie Stimmung (Iliffe et al. 2004).

Von Experten wurden die Domänen Ernährung und soziales Umfeld ergänzt (Barkhausen et al. 2015). Die Domänen Mobilität, Ernährung, Sehen, Hören, Hirnleistung und Depression sowie die geriatrischen Syndrome Sturz und Inkontinenz wurden auch durch ein Expertengremium der WHO als elementar für ein umfassendes geriatrisches Assessment identifiziert (World Health Organization 2017).

Weitere wichtige Domänen, die noch nicht als Standard in ein umfassendes geriatrisches Assessment aufgenommen wurden, sind die Domänen Schmerz, Schlaf und Schluckfähigkeit.

> **Domänen eines umfassenden geriatrischen Assessments:**
>
> - Basale und instrumentelle Aktivitäten des täglichen Lebens
> - Hirnleistung (Kognition)

- Psychische Verfassung (Stimmung, Depression)
- Mobilität
- Soziales Umfeld
- Sinneswahrnehmung (Hören, Sehen)
- Inkontinenz
- Schmerz
- Schlaf
- Schluckfähigkeit
- Ernährung
- Polypharmazie-Management
- Patientenwunsch

Die Arbeitsgruppe Geriatrisches Assessment (AGAST) hat das geriatrische Assessment in drei Stufen eingeteilt, die aufeinander aufbauen (Hofmann et al. 1995).

Als Stufe 1 wird ein multidimensionales Screening zur Identifikation geriatrischer Patienten empfohlen. Hierzu zählt zum Beispiel das geriatrische Screening nach Lachs (▶ Kap. 4.2.1). Die Stufe 2 umfasst das geriatrische Basisassessment mit den Domänen Selbsthilfefähigkeit, Mobilität, Kognition und Emotion. Die Stufe 2 unterscheidet zusätzlich eine Stufe 2a mit Ausschluss oder Nachweis einer relevanten Störung von einer Stufe 2b zur Erfassung der Ausprägung (Schweregrad) einer Störung. Stufe 3 dient der vertiefenden Abklärung von Störungen. Diese Instrumente werden nur bei klar gegebener Indikation verwendet.

3.2 Geriatrisches Assessment bei zu Hause lebenden älteren Menschen

Die Durchführung eines geriatrischen Assessments zu Hause ermöglicht einen tiefen Einblick in die Selbstversorgungsfähigkeit und Alltagsorganisation. Der Hausbesuch ist ein sehr intimes Assessment, da die Privatsphäre tangiert wird. Bei der Durchführung eines Hausbesuches gelten Regeln, die nie verletzt werden sollten.

Die Dauer eines zu Hause durchgeführten Assessments beträgt ohne Anfahrt etwa zwei Stunden.

> **Regeln für einen Hausbesuch bei einem älteren Menschen:**
>
> 1. Vermeiden Sie Unruhe und Eile:
>   - Unterhalten Sie sich in Ruhe, der ältere Mensch wird mehr Informationen und tiefer Einsicht in seine persönliche Situation geben.
> 2. Fragen Sie um Erlaubnis:
>   - Dies vermittelt dem älteren Menschen das wichtige Gefühl, die Kontrolle zu behalten.
> 3. Schauen Sie mit den Augen des älteren Menschen:
>   - Lösen Sie sich von ihrer eigenen Sichtweise und versetzen Sie sich in die Situation des Patienten.
> 4. Verifizieren Sie die Aussagen des älteren Menschen:
>   - Wird Hilfe nicht gewünscht, aber die Wohnung ist in einem schlechten Zustand, dann sollte dies unbedingt thematisiert werden.

Eine gut aufgeräumte und saubere Wohnung lässt auf ein gutes soziales Umfeld, ausreichende Aktivität, Funktionalität und Alltagsorganisation sowie eine ausreichende Hirnleistung schließen. Weiterhin können Sicherheitsaspekte, die für einen Verbleib in der Häuslichkeit relevant sind, so besser erkannt und angepasst werden. Auch später erforderliche technische oder bauliche Veränderungen können schon frühzeitig thematisiert werden.

Ein Hausbesuch mit Inaugenscheinnahme der Wohnsituation älterer Menschen sollte bei Vorliegen von Triggerfaktoren erfolgen. Solche Triggerfaktoren sind unten stehend aufgeführt:

- Kürzlich zurückliegender Krankenhausaufenthalt
- Vermutete unzureichende soziale Unterstützung
- Hirnleistungsstörung

- Positive Sturzanamnese oder Liegetrauma
- Mobilitätsprobleme
- Komplexe medikamentöse Versorgung
- Depression oder Angststörung
- Problematische Adhärenz
- Geringes Bildungsniveau und anspruchsvolle Therapiekonzepte
- Kein Zugang zu Transportmöglichkeiten
- Finanzielle Einschränkungen, Unmöglichkeit von Zuzahlung
- Bedenken bezüglich des Verbleibs in der eigenen Wohnung

Bei zu Hause lebenden älteren Menschen müssen nur die für sie relevanten Domänen Bestandteil des geriatrischen Assessments sein.

Die Zeit für ein Assessment zu Hause ist wertvoll. Daher sollte die Zusammensetzung des Assessments vorher klar sein. Zu den wichtigen Domänen eines häuslichen Assessments gehören:

1. Medikamentencheck
   Dieser umfasst die aktuell verordnete Medikation, die Einnahme nicht verordneter (*Over-the-counter*, OTC) Medikamente, die korrekte Entnahme der Medikamente aus einer Verpackung (Achtung: Kindersicherung) sowie die richtige Anwendung von Applikationshilfen.

   Dieser umfasst die aktuell verordnete Medikation, die Einnahme nicht verordneter (OTC) Medikamente, die korrekte Entnahme der Medikamente aus einer Verpackung (cave Kindersicherung) sowie die richtige Anwendung von Applikationshilfen.

   Dabei sollte auch erfragt werden, wozu die einzelnen Medikamente verordnet wurden, wie die Verteilung der Medikamente über den Tag aussieht, wie viele Medikamente auf einmal eingenommen werden, wie lange diese Medikation schon eingenommen wird, ob Medikamente täglich oder intermittierend eingenommen werden, ob diese Medikamente auch wirken, ob unerwünschte Effekte auftreten, ob Medikamente, die verordnet wurden, nicht genommen werden und ob eine Medikation ohne Rücksprache mit dem Hausarzt eigenmächtig beendet wurde.

2. Mobilität und Sturzrisiko
   Dieses Assessment besteht aus externen und persönlichen Komponenten. Zu den externen Komponenten gehören die baulichen Gegeben-

heiten im und außer Haus. Als Stolperfallen gelten Teppichkanten, nicht markierte Treppenstufen, glatte Böden, fehlende Beleuchtung und fehlende Haltegriffe. Die Beseitigung von Stolperfallen ist ein essenzieller Bestandteil der Wohnraumberatung. Zudem sollte geprüft werden, ob alle wichtigen Geräte funktionieren, alle Glühbirnen intakt sind, die Türklingel funktioniert, Fenster und Türen richtig schließen, Rauchmelder vorhanden sind.

Zur strukturierten Erfassung von solchen Hindernissen sind Checklisten hilfreich, wie sie kostenlos im Internet verfügbar sind, zum Beispiel unter www.aok.de/pk/fileadmin/user_upload/Universell/05-Content-PDF/checkliste-stolperfallen-aok.pdf (Zugriff am 03.05.2021).

Die persönliche Komponente kann mit Screeningfragen eingeleitet werden, an die sich bei positiver Beantwortung weitere Tests anschließen können. Die Screeningfragen lauten:
- Sind Sie im letzten Jahr einmal gestürzt?
- Fühlen Sie sich unsicher, wenn Sie stehen oder gehen?
- Haben Sie Angst zu stürzen?

Zum weiteren persönlichen Check gehören unter anderem das Assessment von (Hand)kraft, Gleichgewicht, Gelenkfunktion, Koordination, Hirnleistung, Medikation und Sehvermögen.

3. Assessment des sozialen Umfeldes
Das soziale Netzwerk ist ein ganz entscheidender Faktor bei zu Hause lebenden älteren Menschen. Wer leistet in welchem Umfang die regelmäßig erforderliche Unterstützung und wie sieht ein Notfallmanagement aus?

Hier können zum Beispiel in der Wohnung aufgestellte Fotographien ein Gesprächseinstieg sein. Im Einzelfall muss auch entschieden werden, ob Familienmitglieder zusätzlich und gesondert befragt werden sollten.

4. Assessment der Hirnleistung und der Emotion
Ergeben sich beim häuslichen Anamnesegespräch Hinweise auf eine Hirnleistungsstörung oder eine emotionale Problematik, können die in den entsprechenden Abschnitten dieses Buches aufgeführten Tests angewendet werden.

Für das hausärztlich-geriatrische Basisassessment wurde das etwas umfassendere Manageable Geriatric Assessment (MAGIC)-Instrument konzipiert

(Junius-Walker et al. 2016). MAGIC ist eine Testbatterie mit den Bereiche Leistungsfähigkeit, Sehen, Hören, Stürze, Harninkontinenz, Depressivität, soziales Umfeld, Impfstatus, Kognition und fakultativ Schmerz, Schwindel, Mobilität, Beweglichkeit, ungewollter Gewichtsverlust sowie Medikamentencheck. Für die jeweiligen Bereiche werden validierte Testverfahren vorgeschlagen.

3.3 Geriatrisches Assessment bei Heimbewohnern

Bestehen funktionelle, kognitive oder soziale Probleme, die einen Verbleib zu Hause nicht mehr möglich machen, finden ältere Menschen Aufnahme in einem Pflegeheim. Dies bedeutet auch, dass bei Bewohnern eines Pflegeheimes immer Einschränkungen zu erwarten sind. Dies muss bei der Auswahl von Assessmentverfahren berücksichtigt werden.

Die Intention eines geriatrischen Assessments im Pflegeheim ist es, Einschränkungen in den Domänen der Aktivitäten des täglichen Lebens (*Basic Activities of Daily Scale*, BADLs), *Instrumental Activities of Daily Living*, IADLs), der Kognition, der Emotion und der Mobilität zu quantifizieren, Ressourcen zu dokumentieren, die Indikation für eine Behandlung zu stellen (Therapieplan) und den weiteren Verlauf zu erfassen.

Grundsätzlich können zwei Gruppen von Heimbewohnern unterschieden werden. Eine Gruppe bilden die älteren Menschen, die nach einem vorherigen Krankenhausaufenthalt noch nicht wieder in ihre bisherige Häuslichkeit zurückkehren können. In einer solchen Kurzzeitpflegeeinrichtung ist das Ziel die Restitution und Rehabilitation mit anschließender Entlassung in die Häuslichkeit. Bei dieser Patientengruppe müssen besonders Einschränkungen im Bereich der Funktionalität/Mobilität und deren Veränderung erfasst werden. Der verfügbare Zeitraum beträgt etwa drei bis vier Wochen.

Die andere Gruppe umfasst Menschen, die aufgrund von Einschränkungen dauerhaft in einem Pflegeheim verbleiben. Hier verfolgt das

Assessment das Ziel, diese Einschränkungen und die vorhandenen Ressourcen aufzudecken und Therapiepläne unter dem Aspekt des Erreichens der bestmöglichen Funktionalität und Lebensqualität (Morley et al. 2017).

So kann zum Beispiel die Fähigkeit zum Treppensteigen bei der ersten Gruppe ein sehr sinnvolles therapeutisches Ziel sein, nicht aber bei der zweiten Gruppe, da diese ja in einer seniorengerechten und barrierefreien Umgebung lebt.

3.4 Geriatrisches Assessment in einer geriatrischen Fachabteilung

Waren initial die Domänen eines umfassenden geriatrischen Assessments ADL, IADL, Kognition, Mobilität, Emotion und soziale Situation, so erweitert sich sein Inhalt stetig. Dies liegt auch daran, dass die Relevanz weiterer Domänen erkannt wird und Instrumente verfügbar sind, die ein valides Assessment in weiteren Domänen wie Schmerz, Schluckfähigkeit oder Schlaf ermöglichen.

3.5 Geriatrisches Assessment in nichtgeriatrischen Fachabteilungen

Mit dem zunehmenden Alter der in den verschiedenen Fachabteilungen der Krankenhäuser behandelten Patienten steigt auch der Anteil derer, die neben ihren Indikatorerkrankungen auch Einschränkungen in geriatrischen Domänen zeigen. Diese sollten erkannt werden, da sie prognostische Relevanz haben. Hier können valide Screeninginstrumente verwendet werden. Jedoch fehlen bisher – mit Ausnahme der Onkologie – validierte Empfehlungen.

3.6 Geriatrisches Assessment in der Notaufnahme

Die Notaufnahme eines Akutkrankenhauses ist die Anlaufstelle für akut erkrankte Patienten mit wahrscheinlicher stationärer Aufnahmenotwendigkeit. Die Notaufnahme spürt den demographischen Wandel. Die wachsende Anzahl betagter Patienten stellt hinsichtlich deren optimaler Versorgung eine Herausforderung dar (Lo et al. 2017). Daher reicht es in der Regel nicht, sich allein auf die medizinischen Probleme der älteren Patienten zu konzentrieren. Auch funktionelle, kognitive und soziale Aspekte müssen mit berücksichtigt werden, da diese auch prognostische Relevanz haben.

Studien zeigen aber, dass bei der Mehrzahl älterer Notaufnahmepatienten genau diese geriatrischen Domänen häufig nicht berücksichtigt werden (Ismail et al. 2017).

Ein weiteres Problem in vielen Notaufnahmen ist deren Überfüllung. In der alltäglichen Hektik laufen gerade ältere Patienten Gefahr, dass ihre Erkrankungen unterschätzt werden, geriatrische Probleme nicht wahrgenommen werden und zu lange Wartezeiten aufgrund von Triage-Algorithmen zusätzlich schädigen.

Dramatisch ist das Ergebnis einer Studie, die zeigen konnte, dass die Wartezeit in einer Notaufnahme bei älteren Patienten mit deren Mortalität assoziiert ist. Weiterhin schwankt die Wahrscheinlichkeit für eine Klinikaufnahme von Notfallpatienten unabhängig von demographischen Faktoren von Krankenhaus zu Krankenhaus (Ismail et al. 2017). Da die Aufnahmeentscheidung bei älteren Menschen zudem oft von nicht medizinischen Faktoren zusätzlich geprägt ist, unterstreicht dies die Notwendigkeit der Etablierung verlässlicher Kooperationsmodelle in einer Notaufnahme unter Einbindung geriatrischer Expertise (Lewis Hunter et al. 2016).

In einer Notaufnahme besteht immer der Konflikt zwischen der zügigen medizinischen Entscheidungsfindung und der Beachtung geriatrischer Probleme, da für die Durchführung eines geriatrischen Assessments in der Regel einfach die Zeit fehlt. Eine Lösung könnte die Einrichtung einer speziellen Untereinheit einer Notaufnahme speziell für geriatrische Patienten sein.

Einfacher ist die Applikation valider Assessmentinstrumente zum Screening auf geriatrische Probleme. Entsprechende Instrumente sind verfügbar und werden an anderer Stelle diskutiert. Diese Instrumente sind zeitökonomisch einsetzbar und decken bisher kaum beachtete geriatrische Probleme wie Stürze, beeinträchtigte Hirnleistung, ADL- und Mobilitätsprobleme auf. Ein geeignetes und validiertes Instrument ist zum Beispiel das Emergency-Geriatric-Screening (EGS)-Tool (Schoenenberger et al. 2014). Dieses Instrument, das in etwa fünf Minuten ausgefüllt werden kann, fokussiert auf die vier Bereiche ADL, Stürze, Mobilität und Kognition. Das Instrument deckt bisher nicht wahrgenommene Probleme auf und beeinflusst die weitere Versorgung.

Etwa 10 % der notfallmäßig in einer Notaufnahme vorgestellten älteren Patienten leiden an einem akuten Delir, welches aber nur in etwa einem Drittel dieser Fälle wirklich erkannt wird (Elie et al. 2000). Eine Demenz haben 15–40 % der älteren Notfallpatienten, wovon auch nur etwa die Hälfte in einer Notaufnahme korrekt diagnostiziert wird.

Ein auch für eine Notaufnahme geeignetes Screeninginstrument sollte bei hoher Sensitivität und Spezifität kurz und ohne großen Schulungsaufwand von allen Mitarbeitern einer Notaufnahme anwendbar sein. Instrumente, die speziell kognitive Probleme in einer Notaufnahme erfassen, sind das Brief Alzheimer Screen, der Short Blessed Test, das Caregiver Completed cAD8 und das Ottawa 3DY (Carpenter et al. 2011). Mit Ausnahme des cAD8 zeigten alle anderen Screeninginstrumente eine Sensitivität von mehr als 90 %, jedoch lag deren Spezifität zwischen 50 % und 65 %.

Die Studienlage zum Delir-Screening in der Notaufnahme ist noch nicht ausreichend, um ein Instrument besonders zu empfehlen (LaMantia et al. 2014). Anwendung finden hier die Confusion Assessment Method (CAM) und das Delirium Triage Screen kombiniert mit der CAM.

Stürze sind ein weiteres wichtiges Syndrom, mit dem sich ältere Menschen in einer Notaufnahme vorstellen. Stürze sind ungünstige Morbiditäts- und Mortalitätsprädiktoren. Nur etwa die Hälfte der Sturzpatienten ohne akute Fraktur wird stationär aufgenommen und wenn diese Patienten stationär aufgenommen werden, erhalten über 75 % lediglich eine medizinische Versorgung ohne Berücksichtigung ihrer geriatrischen Probleme

(Close et al. 2012). Dabei sind die Folgen und die Folgekosten enorm, wenn nicht adäquat reagiert wird.

Eine wichtige Aufgabe in der klinischen Notaufnahme ist daher die korrekte Einschätzung eines älteren Menschen als geriatrischer Risikopatient. Problematisch ist dabei, dass die bisher verwendeten Assessmentinstrumente nicht verlässlich genug Patienten mit niedrigem Risiko von Patienten mit hohem Risiko unterscheiden können.

Ein häufig in der Notaufnahme verwendetes Instrument ist das Identification of Seniors at Risk (ISAR)-Tool. ISAR sagt zwar das Risiko für eine Wiedervorstellung in einer Notaufnahme voraus, war aber nicht prädiktiv hinsichtlich einer Krankenhausaufnahme innerhalb der folgenden 30 und 180 Tage (Tavares et al. 2017).

3.7 Geriatrisches Assessment in der Hausarztpraxis

Das MAGIC-Instrument (MAnageable GeriatrIC Assessment) wurde speziell für die Hausarztpraxis entwickelt. MAGIC umfasst neun evidenzbasierte Fragen, die im Ergebnis qualitativ dichotom beurteilen, ob ein Problem vorliegt oder nicht. Die neun Themen lauten Leistungsfähigkeit, Sehen, Hören, Stürze, Harninkontinenz, Depressivität, soziales Umfeld/Teilhabe, Impfschutz und Orientierung.

MAGIC ist eine gute Basis für die hausärztliche Praxis, als Assessmentinstrument stellt es ein Screening dar. Wichtige Bereiche wie zum Beispiel Ernährung, Schmerz oder Schlaf fehlen.

In einer Querschnittstudie, an der 30 Hausärzte teilnahmen und für die 60 Patienten rekrutiert werden konnten, deckte das Instrument in vier geriatrischen Bereichen Probleme auf. Die Test-Retest-Reliabilität lag zwischen 83,3 % (Item Depression) und 100 % (Item soziale Teilhabe) (Junius-Walker et al. 2016).

Der Vorteil von MAGIC ist seine einfache und zeitökonomische Anwendbarkeit. MAGIC kann delegiert werden. Damit sind die Voraussetzungen für eine breite Anwendung von MAGIC erfüllt. Der Fragebogen kann kostenlos unter http://www.allgemeinmedizin.med.uni-goettingen.de/de/media/MAGIC_2014(1).pdf (Zugriff am 03.05.2021) heruntergeladen werden. Eine prospektive Validierung und Normierung von MAGIC sind vorgesehen.

3.8 Geriatrisches Assessment in besonderen Situationen

Bei Menschen mit Aphasie und Menschen mit Demenz muss das geriatrische Assessment individuell gestaltet werden. Dabei ist es möglich, dass durch die vorliegenden Behinderungen nicht alle formal geforderten Untersuchungen valide durchgeführt werden können. Dies muss dokumentiert werden.

Menschen mit Demenz leiden an alltagsrelevanten kognitiven Problemen. Dies reduziert die Validität von geriatrischen Assessmentinstrumenten, die auf einer Selbstbeurteilung beruhen. Die klinische Erfahrung zeigt, dass gerade Fragen, die sich auf einen Zeitraum in der Vergangenheit beziehen, oft nicht mehr beantwortet werden können. Daher besteht sinnvollerweise die Empfehlung, dass bei älteren Menschen das kognitive Assessment erfolgen sollte, bevor andere Selbstbeurteilungsinstrumente – wie zum Beispiel ein Assessment der Emotion – eingesetzt werden. Bei Demenzkranken sind die Fremdanamnese mit Hilfe naher Angehöriger und die Fremdbeurteilung im geriatrischen Team wichtig.

3.9 Ausgewählte geriatrische Domänen und Assessmentinstrumente

Eine Vielzahl der im deutschsprachigen Raum verwendeten Assessmentinstrumente wurden in der AWMF-S1-Leitlinie zum Geriatrischen Assessment der Stufe 2 bezüglich ihrer Gütekriterien vorgestellt und diskutiert (www.AWMF.de, Zugriff am 03.05.2021).

Teil B   Assessmentverfahren

4 Die Domänen des geriatrischen Assessments

4.1 Screening in der Geriatrie

Der Begriff Screening stammt von dem englischen Wort »to screen« ab und meint, etwas auf den Bildschirm bringen. Screening ist – wie zum Beispiel eine polizeiliche Rasterfahndung – ein systematisches Testverfahren, das eingesetzt wird, um bestimmte Auffälligkeiten zu finden. Ein Screening kann dabei aus einem einzelnen Test oder aus einer Kombination von mehreren Tests bestehen. Entscheidend ist immer die Zielsetzung.

In der Medizin sollen durch ein Screening möglichst frühzeitig bis dahin asymptomatische Störungen aufgedeckt werden. Auf diese Weise sollen Probleme verhindert oder gelindert werden. Die korrekte und frühe Identifizierung von Krankheiten kann zudem zu einer effektiveren Behandlung mit geringeren Gesamtkosten führen.

Andererseits soll bei einem negativen Ergebnis eines Screenings auf weitere Untersuchungen verzichtet werden können, ohne dass die untersuchte Person dadurch Nachteile befürchten muss. Die Anforderungen an ein Screeningverfahren sind also hoch (Maxim et al. 2014).

Ein Screening wird bei asymptomatischen Personen durchgeführt. Daher ist bei einem Screening der Aspekt des Nichtschadens besonders wichtig. Aus diesem Grund müssen vor der Durchführung eines Screeningtests mehrere Bedingungen erfüllt sein. Hierzu gehören:

- die Relevanz des Ergebnisses für den Untersuchten und die Allgemeinheit muss gegeben sein,
- die Behandelbarkeit der aufgedeckten Probleme muss verfügbar sein,

- das verwendete Testverfahren sollte eine hohe Sensitivität und Spezifität aufweisen,
- eine hohe Testökonomie (kostengünstig und wenig zeitaufwendig) besitzen und
- das Testverfahren sollte für den zu Untersuchenden nicht belastend sein.

Nachteilig können falsch positive Testergebnisse sein. Diese veranlassen den Untersucher zu weiteren – zum Teil aufwendigen oder risikoreicheren – Tests und können potenziell beunruhigen, verunsichern und auch schaden.

Die Zielsetzung eines Screenings erscheint zunächst einleuchtend. Es ist jedoch schwierig, im Einzelfall die Qualität eines Screeningtests verlässlich zu beurteilen. Im einfachsten Fall hat ein Screeningtest nur zwei Ergebnisse: positiv (eine Erkrankung ist vorhanden) oder negativ (eine Erkrankung liegt nicht vor). Leider erfüllt praktisch keiner der verfügbaren Screeningtests über eine so hohe Qualität.

Die Tabelle 4.1 listet weitere Beispiele auf, in denen ein Screening sinnvoll oder weniger sinnvoll ist (▶ Tab. 4.1).

Das geriatrische Screening ist ein erster Schritt und dient der orientierenden Aufdeckung von Problemen, ohne diese genauer zu bemessen. Ein solches Instrument muss daher sehr empfindlich sein, um relevante Probleme nicht zu übersehen, braucht aber das aufgedeckte Problem noch nicht genau zu beschreiben. Das bedeutet auch, dass durch ein Screening in der Regel keine Diagnose gestellt werden soll und kann.

Geriatrisches Screening ist ein zügiger und einfacher Prozess, der nach einer entsprechenden Einweisung auch von den Angehörigen der verschiedenen Berufsgruppen im geriatrischen Team (z. B. Pflege, Therapeuten, Diätassistenten) durchgeführt werden kann.

Bestehen bereits Symptome oder Beschwerden, spricht man nicht mehr von einem Screening. So kann ein Screening nach geriatrischen Problemen bei Patienten einer geriatrischen Einrichtung schon formal nicht mehr durchgeführt werden, da diese Patienten ja aufgrund einer bereits getroffenen Aufnahmeentscheidung unter dem Aspekt geriatrischer Probleme ausgewählt wurden.

Tab. 4.1: Beispiele für sinnvolles und weniger sinnvolles Screening (modifiziert nach Maxim et al. 2014, S. 822)

Screening sinnvoll	Screening weniger sinnvoll
Erkrankung ist häufig und relevant für die Person und die Bevölkerung *Beispiel: Demenz-Screening ab einem Mindestalter*	Eine Erkrankung ist sehr selten, nicht sehr bedrohlich oder sie kann nicht behandelt werden *Beispiel: BSE*
Eine frühe Behandlung verbessert die Prognose *Beispiel: Screening auf Bluthochdruck*	Eine frühzeitige Behandlung hätte keinen Einfluss auf den Verlauf und die Prognose der Erkrankung *Beispiel: PSA-Screening alter Männer*
Die Folgen falsch negativer oder falsch positiver Ergebnisse sind moderat *Beispiel: Screening auf Diabetes im Alter*	Falsch negative oder positive Ergebnisse hätten erhebliche Konsequenzen *Beispiel: falsch positive Diagnose Krebs bei Zufallsbefund Lungenrundherd im Screening junger Personen ohne Nikotinanamnese*
Das Ergebnis eines Screenings sollte Konsequenzen für eine Behandlung haben *Beispiel: Demenz-Screening bei betagten, zu Hause lebenden Personen*	Praktisch alle Personen sind von einer Erkrankung/Störung betroffen *Beispiel: Demenz-Screening auf einer Demenzstation*

Das Ergebnis eines solchen Screenings muss dann konkrete Konsequenzen haben, die wie folgt lauten:

a) Der Proband hat kein erhöhtes Risiko/kein Problem (Screeningtest negativ), jedoch ist ein erneutes Screening innerhalb eines bestimmten Zeitfensters sinnvoll.
b) Der Proband hat ein erhöhtes Risiko/Problem (Screeningtest positiv) und eine weitere Abklärung mit einem umfassenderen Assessment ist erforderlich.
c) Der Proband hat ein erhöhtes Risiko, aber andere Gründe verhindern die Anwendung eines umfassenderen Assessments.

d) Es ist auch nach dem Screening unklar, ob der Proband ein erhöhtes Risiko hat.

Im Fall a) wäre ein weiteres Assessment – bei Anwendung eines geeigneten Screeninginstrumentes – nicht mehr erforderlich, wohl aber eine Wiederholung des Screenings nach einem vorher festgelegten Zeitraum. In den anderen Fällen sollten weitere Untersuchungen angeschlossen werden.

Die Eignung eines Screeninginstrumentes kann anhand mehrerer Parameter beurteilt werden. Die größte Bedeutung kommt der Vorhersagewahrscheinlichkeit zu. Wie wahrscheinlich wird jemand, der durch das jeweilige Instrument identifiziert wird, von einer Intervention profitieren? Zudem muss ein Screeninginstrument eine hohe inhaltliche Validität besitzen. Dies bedeutet, dass alle wesentlichen Aspekte eines Problems in dem Instrument abgebildet werden. Weiterhin muss die Reliabilität hoch sein. Darüber hinaus muss die Testökonomie gut sein. Dies bedeutet, die Anwendung muss einfach erlernbar und leicht durchführbar sein.

Zahlreiche Screeninginstrumente wurden sowohl für akute Krankenhausaufnahmen als auch für zu Hause lebende ältere Menschen entwickelt. Screeninginstrumente für Krankenhausaufnahmen basieren auf klinischen oder medizinischen Variablen oder auf standardisierten kognitiven und funktionellen Tests. Befragungen und Selbsteinschätzungen werden eher bei ambulant eingesetzten Instrumenten verwendet.

4.2 Screeninginstrumente in der Geriatrie

4.2.1 Geriatrisches Screening nach Lachs

Das geriatrische Screening nach Lachs (Lachs et al. 1990) entstand aus der Erkenntnis, dass die besonderen Bedarfe älterer Menschen bei der üblichen medizinischen Diagnostik nicht ausreichend berücksichtigt werden, für den Patienten aber relevanter sind als seine medizinischen Diagnosen alleine. Auf dem Boden einer von Experten erstellten Liste von notwendigerweise zu erfassenden Themen wurden diesen in einem zweiten Schritt dann geeignet erscheinende Testverfahren zugeordnet, um in den jeweiligen Bereichen eventuelle Einschränkungen zu erfassen.

Dabei war es ein wesentliches Ziel, ein Instrument für die ambulante Praxis zu schaffen, welches schnell und einfach bei bis dahin asymptomatischen älteren Menschen anwendbar ist. Zudem wurde darauf geachtet, dass nicht nur die Angaben des Patienten verwertet wurden, sondern dass der Patient bestimmte Aufgaben unter Aufsicht durchführen sollte.

Die Auswahl der einzelnen Bereiche orientierte sich an der erwarteten Häufigkeit von Problemfeldern. Diese sollten zudem einer Behandlung gut zugänglich sein, vorbeugende Maßnahmen sollten sinnvoll sein.

Die einzelnen Bereiche und die dazu vorgeschlagenen Tests finden sich in der Tabelle 4.2 (▶ Tab. 4.2).

Tab. 4.2: Geriatrisches Screening nach Lachs (modifiziert nach Lachs et al. 1990, S. 700)

Ziel	Instrument	Grenzwert	Konsequenz
Sehvermögen	Jäger-Tafel; Patient soll Sehhilfe benutzen	Buchstaben größer 20/40 nicht lesen können	Vorstellung bei Augenarzt
Hörvermögen	Flüstern einer Frage in jedes Ohr	Frage nicht beantworten können	Otoskopie und Entfernung von Cerumen, Test wiederholen, wenn pathologisch: Vorstellung beim Hals-Nasen-Ohrenarzt
Obere Extremität	In den Nacken fassen, einen Löffel hochheben	Nicht in der Lage, diese Bewegungen auszuführen	Untersuchung der oberen Extremität, ggf. Vorstellung beim Physiotherapeuten
Untere Extremität	Vom Stuhl aufstehen, 10 Meter gehen, zum Stuhl	Nicht in der Lage zu gehen oder	Untersuchung der unteren Extremität, ggf.

Tab. 4.2: Geriatrisches Screening nach Lachs (modifiziert nach Lachs et al. 1990, S. 700) – Fortsetzung

Ziel	Instrument	Grenzwert	Konsequenz
	zurückkehren und hinsetzen	vom Stuhl aufzustehen	Vorstellung beim Physiotherapeuten
Harninkontinenz	Verlieren Sie unwillkürlich Urin?	Antwort: ja	Weitere spezifische Abklärung
Ernährung	Erfassen von Körpergröße und Gewicht	Untergewicht	Medizinische Abklärung
Hirnleistung	Wiederholen von drei Begriffen	Unfähig, die Begriffe nach einer Minute zu wiederholen	Weitere Abklärung der Hirnleistung
Depression	Fühlen Sie sich oft traurig und deprimiert?	Antwort: ja	Weitere Abklärung mit geriatrischer Depressionsskala
ADL/IADL	Sind Sie in der Lage, aus dem Bett aufzustehen, sich anzuziehen, Ihre Mahlzeiten zuzubereiten, einkaufen zu gehen?	Antwort: nein auf irgendeine dieser Fragen	Fremdanamnese durch Angehörige, Abklärung der Gründe für die Einschränkungen
Häusliche Umgebung	Haben Sie Probleme beim Treppensteigen? Bestehen andere Hindernisse zu Hause?	Antwort: ja	Wohnberatung
Soziale Situation	Könnten Sie sich im Falle einer Erkrankung oder eines Notfalles selbst versorgen?		Erstellen einer Liste von Hilfspersonen

ADL: Aktivitäten des täglichen Lebens; IADL: instrumentelle Aktivitäten des täglichen Lebens

Bei dem Screening nach Lachs räumen die Autoren den Anwendern auch die Möglichkeit ein, einzelne Items der Skala zu verändern und an die aktuelle Situation anzupassen. Bewusst wurde auf die Frage nach der wirtschaftlichen Situation oder dem Vorhandensein einer Betreuung verzichtet, um Missverständnisse seitens des Patienten zu vermeiden.

Das geriatrische Screening nach Lachs wurde für ambulante Patienten entwickelt. Es enthält zahlreiche Aspekte, die auf dem Boden eines Expertenkonsenses für ältere Menschen relevant sind. Ein Summenwert ist weniger relevant als die Berücksichtigung der einzelnen Items. Die Ergebnisse leiten weiter zu einem umfassenderen Assessment in den jeweiligen Bereichen.

Das Screening nach Lachs gilt nur für ambulante Personen, da es speziell für diese Gruppe konzipiert wurde. Dabei muss offenbleiben, ob ein unauffälliger Wert für einzelne Items wirklich ein Problem ausschließt. Der Wert dieses Screenings liegt aber darin, dass erstmalig überhaupt geriatrische Themen strukturiert erfasst werden.

4.2.2 Identification of Seniors at Risk (ISAR)

ISAR ist ein Instrument, welches auf der Selbstauskunft von älteren Patienten beruht, die sich in einer klinischen Notaufnahme vorstellen. Das Ziel von ISAR ist es, die Patienten mit einem erhöhten Risiko für ungünstige Verläufe in den kommenden sechs Monaten zu identifizieren.

Die Items des ISAR-Instruments wurden durch eine Expertenrunde zunächst aus 27 Items aus bereits verfügbaren Instrumenten zusammengestellt. Diese 27 Items wurden bei über 65-jährigen Patienten einer Notaufnahme hinsichtlich ihrer Vorhersage innerhalb der folgenden sechs Monate untersucht.

Als ungünstige Ereignisse wurden Tod, Heimunterbringung, ein Langzeitaufenthalt im Krankenhaus oder ein relevanter Verlust an Funktionalität (3 oder mehr Punkte im *Ohio Risk Assessment System*, ORAS) definiert. Sechs Variablen mit Augenscheinvalidität und einfacher Anwendbarkeit wurden identifiziert. Diese umfassen inhaltlich den *regelmäßigen Hilfebedarf* vor der Klinikaufnahme, die *Zunahme des Hilfebedarfs* in den letzten 24 Stunden, die Frage nach einem *Krankenhausaufenthalt im letzten halben Jahr*, trotz Korrektur fortbestehende *relevante Sehbehinderung*, die Frage nach Problemen mit dem *Gedächtnis* und die *gleichzeitige Einnahme von sechs oder mehr Präparaten* (McCusker et al. 1999).

Ein Patient kommt nach ISAR dann für ein geriatrisches Management in Frage, wenn sein Alter 70 Jahre oder mehr beträgt und der ISAR-Score zwei und mehr Punkte ergibt, der Patient nicht orientiert ist oder sich primär mit einem geriatrischen Problem vorstellt.

Auf dem Boden eines Cut-Off-Wertes von 2 lagen der positive (PPV) bzw. negative prädiktive Wert (NPV) für eine erneute Vorstellung in einer Notaufnahme zwischen 19 % und 39 % bzw. 69 % und 90 %, die Werte für eine erneute Klinikaufnahme lagen zwischen 22 % und 36 % (PPV) bzw. 78 % und 88 % (NPV) und die Werte die Mortalität nach sechs Monaten zwischen 18 % und 60 % (PPV) bzw. 96 % und 98 %. Für verschiedene zusammengesetzte Endpunkte lag der PPV zwischen 15 % und 79 % und der NPV zwischen 23 % und 89 % (Yao et al. 2015).

Zusammenfassend zeigen diese Daten, dass der ISAR-Score keine zufriedenstellende Vorhersagerate bei dem üblicherweise verwendeten Cut-Off-Wert von 2 hat. Diese Daten können aber genutzt werden, um den ISAR richtig einzuordnen. Konkret bedeutet dies, dass ISAR alleine nicht geeignet ist, verlässliche Vorhersagen zu treffen. Der akzeptable NPV ermöglicht es aber, Patienten mit der Notwendigkeit eines weiteren Assessments (ISAR-Score ≥ 2) einem umfassenderen geriatrischen Assessment zuzuführen und bei ISAR-negativen Patienten (Score < 2) darauf zu verzichten, ohne dass das Risiko besteht, wesentliche geriatrische Probleme zu übersehen. Einschränkend muss aber festgehalten werden, dass der ISAR-Score nur für orientierte Patienten validiert wurde. Für Menschen mit Desorientiertheit oder Demenz gilt der ISAR-Score als nicht geeignet (McCusker et al. 1999).

4.2.3 Care Complexity Prediction Instrument (COMPRI)

Die Intention des *Care Complexity Prediction Instrumentes* (COMPRI) ist ein Screening zur Identifizierung von Patienten mit komplexem pflegerischem Versorgungsbedarf bei Aufnahme im Akutkrankenhaus (Huyse et al. 2001).

Die folgenden Indikatoren für Komplexität in der pflegerischen Versorgung wurden mit 13 Risikofaktoren assoziiert. Die Indikatoren lauten: geschätzte Krankenhausverweildauer, Anzahl der Tage mit Laboruntersuchungen, Anzahl der Tage mit diagnostischen Maßnahmen, Medikation, Anzahl der Konsiliaruntersuchungen und Anzahl der nicht routinemäßigen pflegerischen Maßnahmen (Huyse et al. 2001).

Der direkte Vergleich von ISAR, COMPRI und HARP (*Hospital Admission Risk Profil*) hinsichtlich einer Funktionsverschlechterung, definiert als Reduktion um wenigstens einen Punkt im Katz-Index, älterer (65+) Krankenhauspatienten innerhalb von drei Monaten nach ihrer Krankenhausentlassung wurde an einer Gruppe von 177 älteren Krankenhauspatienten untersucht. Dabei zeigte der direkte Vergleich der Instrumente beim gleichen Patentenkollektiv – Head-to-Head – für diese drei Instrumente eine Sensitivität von 93 %, 70 % und 21 % und eine Spezifität von 39 %, 62 % und 89 %. Die positiven bzw. negativen prädiktiven Werte für diese drei Instrumente betrugen 36 %, 42 % und 38 % bzw. 94 %, 84 % und 77 %.

In diesem direkten Vergleich hatte das ISAR-Instrument die höchste Sensitivität und den höchsten negativen prädiktiven Wert. Das ISAR-Instrument scheint in diesem Kontext zur Identifikation von gefährdeten älteren Patienten am besten geeignet. Ein unauffälliger ISAR-Score (< 2) schließt aufgrund dessen hohen negativen prädiktiven Wertes eine Einstufung des Patienten als gefährdet für eine spätere Funktionseinbuße praktisch aus. Die niedrigen positiven prädiktiven Werte des ISAR-Scores machen jedoch ein anschließendes, umfassenderes Assessment erforderlich. Wie dies konkret auszusehen hat, muss jedoch in weiteren Studien untersucht werden (Hoogerduijn et al. 2010).

4.2.4 Geriatrie-Check

Der Geriatrie-Check wurde von einer interdisziplinären Arbeitsgruppe als Expertenkonsens entwickelt. Er umfasst zwei Teile. Teil A enthält objektivierbare Kriterien, Teil B orientiert sich am Frailty-Phänotyp nach Linda Fried (Fried et al. 2001). Eine klinische Validierung des Geriatrie-Checks steht noch aus. Der Geriatrie-Check gilt als positiv, wenn Teil A auffällig ist, dann muss der Teil B nicht mehr bearbeitet werden oder wenn bei unauffälligem Teil A der Teil B auffällig ist (Hobert et al. 2019). Teil A des Geriatrie-Check fragt nach Alter (85+), Pflegegrad, Heimbewohner und Vorhandensein einer Demenz. Teil B fragt nach Mobilität, Selbstständigkeit, Hirnleistung, Psyche und der Anzahl der Krankenhausaufenthalte im letzten Jahr.

In einer Validierungsstudie wurden an 107 älteren (70+) Patienten einer neurologischen Klinik die Ergebnisse des Geriatrie-Checks – dichotomisiert als positiv oder negativ – mit den Ergebnissen eines umfassenden geriatrischen Assessments verglichen. Dabei waren 61 (57 %) der Patienten im Geriatrie-Check auffällig (drei ausschließlich im Teil A, 38 nur im Teil B und 20 in Teil A und Teil B) (Hobert et al. 2019).

Patienten mit einem auffälligen Geriatrie-Check zeigten signifikant schlechtere Ergebnisse in den meisten Tests des geriatrischen Assessments mit Ausnahme der Sturzanamnese und des Body-Mass-Index. In dieser Studie wurde allerdings nicht mitgeteilt, wie viele der im Geriatrie-Check auffälligen bzw. unauffälligen Patienten die Grenzwerte für die einzelnen Tests des geriatrischen Assessments überschritten. Aus einer solchen Angabe ließen sich die zur Beurteilung der Güte eines Tests wichtigen Größen PPV und NPV ermitteln.

Zudem wären Untersuchungen in anderen Kollektiven und Vergleiche mit anderen Testverfahren (z. B. ISAR) sinnvoll, um den Stellenwert des Geriatrie-Checks beurteilen zu können. Unklar bleibt auch, warum im Teil A ein Alter von 85+ gewählt wurde, der Konsens der Fachgesellschaften aber ein Alter von 80 Jahren zur Charakterisierung eines geriatrischen Patienten nennt.

4.3 Domänen des geriatrischen Assessments

4.3.1 Die Aktivitäten des täglichen Lebens

Unter dem Oberbegriff der Aktivitäten des täglichen Lebens (Activities of Daily Living, ADL) werden die drei Bereiche basale Aktivitäten des täglichen Lebens (BADL), instrumentelle Aktivitäten des täglichen Lebens (IADL) und fortgeschrittene Aktivitäten des täglichen Lebens (Advanced Activities of Daily Living, AADL) zusammengefasst. Beeinträchtigungen im BADLBereich erfordern in der Regel pflegerische Unterstützung. Die IADLs umfassen Verrichtungen, die für eine selbstständige Lebensführung erforderlich sind. Beeinträchtigungen im Bereich der IADLs erfordern in der Regel eine hauswirtschaftliche Unterstützung. Die AADLs beinhalten Reisen, Urlaube, Arbeit und Hobbies.

Funktionalität ist eine der entscheidenden Determinanten für eine selbstständige, unabhängige Lebensführung und hat prognostische Relevanz (Gill et al. 2010).

Instrumente zur Erfassung von funktionellen Problemen existieren in Form von Fragebögen für Patienten oder als direkte Messverfahren mit Beobachtung und Testung. Die Ergebnisse sind nicht immer kongruent. Insbesondere die alleinige Befragung birgt das Risiko einer Selbstüberschätzung. Daher ist ergänzend die Fremdanamnese hilfreich, sofern nahe Angehörige verfügbar sind.

Die Maße der Funktionalität bilden auch die sozialen, emotionalen, biologischen und krankheitsbedingten Folgen des Alterns ab. Dies bedeutet auch, dass die punktuell bestimmte Funktionalität zusätzlich von zahlreichen weiteren Faktoren beeinflusst wird. Der Zugewinn an Funktionalität gilt auch als ein Erfolgsparameter zur Beurteilung von erbrachten rehabilitativen Leistungen.

Grundsätzlich können vier Arten der Erfassung der Aktivitäten des täglichen Lebens unterschieden werden (Jette 1984):

- Beobachtung
- Leistungsmessung
- Fragebogen
- strukturiertes Interview

Jede Art hat ihre Vor- und Nachteile. Werden Tests von erfahrenen Untersuchern durchgeführt, dann sind sie in der Regel verlässlich und haben eine gute Face-Validität.

4.3.2 Assessmentinstrumente zur Erfassung der basalen Aktivitäten des täglichen Lebens

4.3.2.1 ADL-Index nach Katz

Der Katz-Index erfasst die basalen ADLs. Dabei werden die sechs in der Tabelle 4.3 aufgeführten Aktivitäten dichotom danach bewertet, ob sie noch ausgeführt werden können oder nicht (▶ Tab. 4.3). Der Summenscore reicht von 0 bis 6. Sechs Punkte bedeuten Unabhängigkeit, vier Punkte bedeuten moderate, zwei und weniger Punkte ausgeprägte Funktionseinschränkung (Katz et al. 1963).

Der Katz-ADL-Index ist ein weit verbreitetes und anwenderfreundliches Instrument, jedoch fehlen Angaben zur Reliabilität und Validität. Der Index kommt bei zu Hause lebenden Menschen, Patienten im Krankenhaus und bei Heimbewohnern zur Anwendung, hat aber aufgrund der geringen Anzahl seiner Items eine geringe Änderungssensitivität.

4.3.2.2 Barthel-Index (BI)

Der Barthel-Index (BI) wurde ursprünglich entwickelt, um den Status und die Veränderungen der BADLs bei Patienten in der Rehabilitation zu messen (Mahoney und Barthel 1965). Die mit dem Barthel-Index erfassten BADLs sind essenziell für die Selbstversorgungsfähigkeit. Die einzelnen Items des BI sind in der Tabelle 4.4 aufgeführt (▶ Tab. 4.4). Die Bewertung erfolgt durch Ausaddieren der Bewertungen der einzelnen Items. Die Spanne reicht von 0 bis 100, wobei hohe Punktzahlen eine geringere Beeinträchtigung bedeuten. Eine volle Punktzahl bedeutet aber nicht, dass ein alter Mensch allein zu Hause leben kann. Andererseits haben allein zu Hause lebende Menschen in der Regel eine hohe Punktzahl im BI (Deckeneffekt).

Bei der Beurteilung ist es wichtig zu dokumentieren, welche Verrichtung der Patient wirklich durchführt und nicht, was er durchführen könnte. Zugleich bedeutet die Notwendigkeit einer Supervision nicht,

Tab. 4.3: Katz-ADL-Skala (modifiziert nach Katz et al. 1963)

Aktivität	Unabhängig (1 Punkt)	Supervision oder Hilfebedarf (0 Punkte)	Punktzahl
Baden	weitestgehend selbstständig, Hilfe z. B. nur beim Waschen des Rückens	Hilfe bei zwei und mehr Teilbereichen erforderlich, beim Aufsuchen und Verlassen des Bades	0 Hilfebedarf 1 selbstständig
Ankleiden	selbstständig, Hilfe nur beim Anziehen der Schuhe	Hilfe beim Ankleiden erforderlich	0 Hilfebedarf 1 selbstständig
Toilettenbenutzung	selbstständig	Hilfe beim Aufsuchen und Säubern erforderlich	0 Hilfebedarf 1 selbstständig
Transfer	Verlassen oder Aufsuchen des Bettes oder eines Stuhls selbstständig	Hilfe beim Verlassen oder Aufsuchen des Bettes oder eines Stuhles erforderlich	0 Hilfebedarf 1 selbstständig
Kontinenz	vollständige Kontrolle von Miktion und Stuhlgang	Partiell oder vollständig inkontinent für Harn und Stuhl	0 Hilfebedarf 1 selbstständig
Nahrungsaufnahme	selbstständige Nahrungsaufnahme, Hilfe bei der mundgerechten Zubereitung	partielle oder umfassende Hilfe bei der Nahrungsaufnahme erforderlich	0 Hilfebedarf 1 selbstständig
Summe			

dass der Patient wirklich unabhängig ist. Der BI kann durch Befragung des Patienten, durch Beobachtung, durch Fremdbeurteilung und im Rahmen eines Telefoninterviews erhoben werden. Es muss aber immer die Art der Itembewertung angegeben werden, da diese das Ergebnis beeinflusst.

Tab. 4.4: Kurzfassung des Hamburger Einstufungsmanuals zum Barthel-Index (11/2004) © Bundesverband Geriatrie e.V., 2002.

	ESSEN
10	komplett selbständig <u>oder</u> selbständige PEG-Beschickung/-Versorgung
5	Hilfe bei mundgerechter Vorbereitung, aber selbständiges Einnehmen <u>oder</u> Hilfe bei PEG-Beschickung/-Versorgung
0	kein selbständiges Einnehmen <u>und</u> keine MS/PEG-Ernährung
	AUFSETZEN & UMSETZEN
15	komplett selbständig aus <u>liegender</u> Position in (Roll-)Stuhl und zurück
10	Aufsicht oder geringe Hilfe (ungeschulte Laienhilfe)
5	erhebliche Hilfe (geschulte Laienhilfe oder professionelle Hilfe)
0	wird faktisch nicht aus dem Bett transferiert
	SICH WASCHEN
5	vor Ort komplett selbständig incl. Zähneputzen, Rasieren und Frisieren
0	erfüllt »5« nicht
	TOILETTENBENUTZUNG
10	vor Ort komplett selbständige Nutzung von Toilette oder Toilettenstuhl incl. Spülung/Reinigung
5	vor Ort Hilfe oder Aufsicht bei Toiletten- oder Toilettenstuhlbenutzung oder deren Spülung/Reinigung erforderlich
0	benutzt faktisch weder Toilette noch Toilettenstuhl
	BADEN/DUSCHEN
5	selbständiges Baden <u>oder</u> Duschen incl. Ein-/Ausstieg, sich reinigen und abtrocknen
0	erfüllt »5« nicht
	AUFSTEHEN & GEHEN
15	ohne Aufsicht oder personelle Hilfe vom Sitz in den Stand kommen und mindestens 50 m <u>ohne</u> Gehwagen (aber ggf. Stöcken/Gehstützen) gehen

Tab. 4.4: Kurzfassung des Hamburger Einstufungsmanuals zum Barthel-Index (11/2004) © Bundesverband Geriatrie e.V., 2002. – Fortsetzung

10	ohne Aufsicht oder personelle Hilfe vom Sitz in den Stand kommen und mindestens 50 m <u>mit</u> Hilfe eines Gehwagens gehen
5	<u>mit</u> Laienhilfe oder Gehwagen vom Sitz in den Stand kommen und Strecken im Wohnbereich bewältigen <u>alternativ:</u> im Wohnbereich komplett selbständig im Rollstuhl
0	erfüllt »5« nicht

TREPPENSTEIGEN

10	ohne Aufsicht oder personelle Hilfe (ggf. incl.Stöcken/Gehstützen) mindestens ein Stockwerk hinauf <u>und</u> hinuntersteigen
5	mit Aufsicht oder Laienhilfe mind. ein Stockwerk hinauf <u>und</u> hinunter
0	erfüllt »5« nicht

AN- & AUSKLEIDEN

10	zieht sich in angemessener Zeit selbständig Tageskleidung, Schuhe (und ggf. benötigte Hilfsmittel z. B. ATS, Prothesen) an und aus
5	kleidet mindestens den Oberkörper in angemessener Zeit selbständig an und aus, sofern die Utensilien in greifbarer Nähe sind
0	erfüllt »5« nicht

STUHLKONTROLLE

10	ist stuhlkontinent, ggf. selbständig bei rektalen Abführmaßnahmen oder AP-Versorgung
5	ist durchschnittlich nicht mehr als 1x/Woche stuhlinkontinent <u>oder</u> benötigt Hilfe bei rektalen Abführmaßnahmen/AP-Versorgung
0	ist durchschnittlich mehr als 1x/Woche stuhlinkontinent

HARNKONTROLLE

10	ist harnkontinent oder kompensiert seine Harninkontinenz / versorgt seinen DK komplett selbständig und mit Erfolg (kein Einnässen von Kleidung oder Bettwäsche)
5	kompensiert seine Harninkontinenz selbständig und mit überwiegendem Erfolg (durchschnittlich nicht mehr als 1x/Tag Einnässen von Kleidung oder

Tab. 4.4: Kurzfassung des Hamburger Einstufungsmanuals zum Barthel-Index (11/2004) © Bundesverband Geriatrie e.V., 2002. – Fortsetzung

	Bettwäsche) <u>oder</u> benötigt Hilfe bei der Versorgung seines Harnkathetersystems
0	ist durchschnittlich mehr als 1x/Tag harninkontinent

Bei der Erhebung sollen die Fähigkeiten der letzten beiden Tage bewertet werden. Eine mittlere Bewertung eines Items macht eine Durchführung von etwa 50 % der jeweiligen Verrichtung erforderlich. Dabei dürfen Hilfsmittel benutzt werden.

Die Interpretation des Barthel-Index erfolgt folgendermaßen:

- 0–20 Punkte: völlige Abhängigkeit
- 25–60 Punkte: schwere Einschränkung
- 65–90 Punkte: moderate Einschränkung
- 95 Punkte: geringe Einschränkung
- 100 Punkte: keine BADL-Einschränkung

Aus dieser Bewertung ergeben sich direkte Empfehlungen für den Patienten und seine pflegenden Angehörigen für die weitere Versorgung.

Weniger als 40 Punkte im BI bedeuten, dass eine Rückkehr in die häusliche Umgebung wahrscheinlich nicht realisierbar ist. Ein Punktwert von 60 ist grenzwertig und zeigt den Übergang von Abhängigkeit hin zu bedingter Selbstständigkeit an, wenn Hilfe verfügbar ist. 60 bis 80 Punkte machen bei der Rückkehr in die Häuslichkeit umfassendere Hilfen erforderlich, z. B. die Unterstützung durch Pflegedienste. Patienten mit 85 und mehr Punkten werden wahrscheinlich alleine zu Hause zurechtkommen.

Die einzelnen Items des BI werden in ihrer Bewertung unterschiedlich gewichtet. Der BI betont die Mobilität. Da die einzelnen Items des BI in der Originalversion zum Teil nicht eindeutig definiert wurden, erfolgte eine Präzisierung durch das Hamburger Einstufungsmanual (https://www.dimdi.de/static/.downloads/deutsch/hamburger-manual-nov2004.pdf, Zugriff am 03.05.2021) mit dem Ziel, die Reliabilität des BI zu erhöhen.

Tabelle 4.5 zeigt eine Übersicht über die Gütekriterien des BI und deren qualitative Beurteilung je nach untersuchter Patientengruppe (▶ Tab. 4.5).

Tab. 4.5: Qualitative Angabe der Gütekriterien des Barthel-Index je nach Patientengruppe (Darstellung auf Grundlage von Granger et al. 1979, 1990)

	Lebensraum		
	zu Hause	Pflegeheim	Krankenhaus
Reliabilität	+++	+++	+++
Validität	+++	+++	+++
Anwendung	+++	+++	+++
Anmerkungen	• mögliche Art der Anwendung: Beobachtung, Testung, Fremdbeurteilung, Telefonerhebung • mobilitätsbetont • gute Testökonomie • Bearbeitungszeit ca. 10 Minuten		

Modifikationen des Barthel-Index

Der BI wurde durch das Hinzufügen weiterer mit negativen Punkten bewerteten Items (Notwendigkeit der Beatmung, der Absaugpflicht, der Beaufsichtigung, Kommunikationsstörungen) modifiziert. Dieser erweiterte Barthel-Index (eBI) sowie der Frühreha-Barthel nach Schönle (https://www.dimdi.de/static/.downloads/deutsch/fruehreha.pdf, Zugriff am 03.05.2021) können damit auch einen negativen Punktestand erreichen.

4.3.2.3 Functional Independence Measure (FIM)

Der FIM wurde Ende der achtziger Jahre entwickelt (Further 1987), ist in den USA weit verbreitet und wird als der »Barthel-Index der neunziger Jahre« bezeichnet.

Der FIM umfasst die Dimensionen basale Selbstversorgung, Kontinenz, Mobilität, Fortbewegung, Kommunikation, soziale Interaktion und Kognition. Seine 13 motorischen und fünf kognitiven Items werden auf einer siebenstufigen Skala bewertet. Der Gesamtscore reicht von 18 (niedrigster Score) bis 126 (höchster Score). Die Inter-Rater-Reliabilität wird mit 0,86–0,87 angegeben (Gosman-Hedström und Svensson 2000; Dodds et al. 1993).

Die einzelnen Items lauten: Nahrungsaufnahme, Körperpflege, Baden, Ankleiden des Oberkörpers, Ankleiden des Unterkörpers, Toilettenbenutzung, Kontinenz für Harn, Kontinenz für Stuhl, Transfer von und auf die Toilette, Transfer in und aus dem Bad, Fortbewegung, Treppensteigen, Verstehenkönnen, Ausdrückenkönnen, soziale Interaktion, Problemlöseverhalten und Gedächtnisleistung. Für die Bearbeitung des FIM steht ein Manual zur Verfügung. Die Erhebung des FIM dauert etwa 45 Minuten.

Die Test-Retest-Reliabilität ist mit einem kappa-Wert von 0,80 sowohl für den motorischen wie auch den kognitiven Teil gut (Pollak et al. 1996). Die interne Konsistenz ist mit einem Wert für Cronbachs α von mehr als 0,9 hervorragend und die Änderungssensitivität akzeptabel. Der Deckeneffekt für die motorische Komponente beträgt etwa 10%, für die kognitive Komponente aber bis zu 70% (Coster et al. 2006).

Tabelle 4.6 zeigt eine Übersicht über die qualitative Beurteilung der Gütekriterien der FIM je nach untersuchter Patientengruppe (▶ Tab. 4.6).

Tab. 4.6: Qualitative Angabe der Gütekriterien der Functional Independence Measure (FIM) je nach untersuchter Patientengruppe (Darstellung auf Grundlage von Dodds et al. 1993; Coster et al. 2006)

	Lebensraum		
	zu Hause	Pflegeheim	Krankenhaus
Reliabilität	+++	+++	+++
Validität	+++	+++	+++
Anwendung	+++	+++	+++
Anmerkungen	<ul><li>mögliche Art der Anwendung: Beobachtung, Testung, Fremdbeurteilung</li><li>Bearbeitungsdauer ca. 30–45 Minuten</li></ul>		

4.3.3 Assessmentinstrumente für die instrumentellen Aktivitäten des täglichen Lebens

4.3.3.1 IADL-Skala nach Lawton und Brody

Instrumentelle Aktivitäten des täglichen Lebens sind Verrichtungen, die für eine selbstständige und unabhängige Lebensführung erforderlich sind. Das zur Erfassung am weitesten verbreitete Instrument ist die IADL-Skala nach Lawton und Brody (Lawton und Brody 1969).

Die Skala umfasst acht Items. Die jeweiligen Fähigkeiten werden vom Patienten oder von Angehörigen erfragt. Aus der Historie gelten für Frauen alle acht Items, bei Männern wurde zunächst auf die Berücksichtigung der Items Zubereitung der Nahrung, Arbeiten im Haushalt und Waschen von Wäsche verzichtet. Aktuellere Empfehlungen sprechen sich aber dafür aus, auch bei Männern alle acht Items zu berücksichtigen. Die Bearbeitung der Skala dauert etwa 10 Minuten.

Die Bewertung erfolgt dichotom dahingehend, ob die jeweilige Funktion ausgeführt werden kann. Die volle Punktzahl umfasst acht Punkte und bedeutet hohe Funktionalität im Alltag und Unabhängigkeit.

Im Gegensatz zu ihrer weiten Verbreitung und häufigen Verwendung wurde diese Skala jedoch kaum bezüglich ihrer psychometrischen Eigenschaften untersucht. In einem Vergleich mit der Physical Self-Maintenance Scale (PSMS) betrug die Inter-Rater-Reliabilität an einem Kollektiv von zwölf Personen 0,85. Zudem korreliert die Skala signifikant mit weiteren Skalen zur Erfassung von Alltagsfunktionalität (Mlinac und Feng 2016).

Die Skala ist einfach in ihrer Anwendung. Die Dauer der Erhebung wird mit 10–15 Minuten angegeben. Die Erhebung basiert auf der Selbstauskunft der Patienten oder von Angehörigen. Dies macht die Skala jedoch anfällig für Über- und Unterschätzungen der verbliebenen Fähigkeiten. Weiterhin werden kleine Veränderungen im IADL-Bereich aufgrund der nur acht Items umfassenden Skala weniger gut erfasst, d. h. die Änderungssensitivität ist relativ gering.

Die Skala kann bei Personen verwendet werden, die zu Hause leben oder in einem Krankenhaus behandelt werden. Die Anwendung bei Pflegeheimbewohnern ist weniger sinnvoll, da diese in der Regel aufgrund nicht mehr vorhandener IADL-Fähigkeiten ja im Pflegeheim Aufnahme fanden.

Tabelle 4.7 zeigt eine Übersicht über die qualitative Beurteilung der Gütekriterien der IADL-Skala nach Lawton und Brody (▶ Tab. 4.7).

Tab. 4.7: Qualitative Gütekriterien der IADL-Skala nach Lawton und Brody

	Lebensraum		
	zu Hause	Pflegeheim	Krankenhaus
Reliabilität	+		−
Validität	+		−
Anwendung	+++	nicht mehr sinnvoll	+++
Anmerkungen	<ul><li>wenig änderungssensitiv</li><li>Selbst- oder Fremdauskunft</li></ul>		

4.3.4 Mobilität und Sturzrisiko

Mobilität gehört zum Bereich der Teilhabe und Aktivität der International Classification of Functioning, Disability and Health (ICF) der WHO (www.dimdi.de/dynamic/de/klassifikationen/icf/, Zugriff am 03.05.2021). Mobilität beschreibt die Fähigkeit, die Körperposition selbstständig zu verändern und sich mit oder ohne Hilfsmittel an einen anderen Ort zu begeben.

Gehen ist die Hauptkomponente der Mobilität. Probleme beim Gehen führen zu Abhängigkeit und sind mit einer erhöhten Morbidität und Mortalität assoziiert (Ensrud et al. 2007). Das Assessment der Mobilität und insbesondere der Gehfähigkeit muss daher Bestandteil eines jeden Assessments sein.

Mobilitätsprobleme sind mit einem erhöhten Sturzrisiko assoziiert (Rosendahl et al. 2003). Daher enthalten viele Instrumente zur Erfassung des Sturzrisikos Komponenten des Mobilitätsassessments. Andererseits sinkt das Sturzrisiko deutlich, wenn Immobilität vorliegt. Die Beziehung ist U-förmig. In Abhängigkeit vom aktuellen Mobilitätsgrad werden entsprechende Assessmentinstrumente gezielt eingesetzt. Dabei muss unbedingt auf Boden- und Deckeneffekte der jeweils ausgewählten Instrumente geachtet werden. So macht es zum Beispiel keinen Sinn, einen Timed-up-and-go-Test (TUG-Test) oder einen Tinetti-Test bei Menschen durchführen zu wollen, die beim Transfer auf erhebliche Fremdhilfe angewiesen sind. Hier wäre die Auswahl z. B. des De Morton Mobilitäts-Index (DEMMI) sinnvoller.

Stürze gehören zu den häufigen Folgen einer Mobilitätsstörung. Daher ist es sinnvoll, Mobilitätsprobleme und damit das Sturzrisiko zu erfassen, denn darauf folgende Präventionsmaßnahmen machen Sinn, da hierdurch das Sturzrisiko reduziert werden kann. Aufgrund begrenzter Ressourcen ist es aber vernünftig, Präventionsmaßnahmen bei den Personen durchzuführen, die ein deutlich erhöhtes Sturzrisiko haben.

Stürze sind komplexe Ereignisse, die vom Lebensalter, von physischen, psychischen und kognitiven Parametern, der Morbidität und verordneten Medikation sowie den aktuellen Umgebungsbedingungen abhängen.

Beim Assessment der Mobilität muss vor deren Anwendung immer klar sein, für welche Personengruppe diese Instrumente gültig sind, da das Sturzrisiko je nach Selektionskriterium unterschiedlich sein kann und auch innerhalb kurzer Zeit stark schwanken kann. Daher stellt sich auch die Frage, ob und wie häufig und innerhalb welcher zeitlichen Intervalle ein solches Sturzassessment sinnvollerweise durchgeführt werden sollte.

Die Mehrzahl der Studien untersuchte Personen im häuslichen Umfeld oder in Langzeitpflegeeinrichtungen. Deutlich weniger gut untersucht sind Krankenhauspatienten. Dies zu berücksichtigen ist aber wichtig, da die Gütekriterien der einzelnen Tests von der Prävalenz der Risiken abhängen. Darüber hinaus unterscheidet sich die Prävalenz dieser Risiken je nach untersuchtem Kollektiv. In den einzelnen Studien unterschieden sich zudem die Dauer der Patientenbeobachtung oder die Definition eines Sturzereignisses (1 vs. 2+ Stürze) voneinander.

Trotz der Vielzahl verfügbarer Assessmentinstrumente zur Abschätzung des Sturzrisikos gibt es nach wie vor kein Instrument, das für alle Situationen und zu jeder Zeit empfohlen werden kann. Selbst eine Stratifizierung nach dem Wohnumfeld – zu Hause, Pflegeheim, Krankenhaus – ermöglicht keine definitive Empfehlung.

4.3.4.1 Handkraftmessung

Die Handkraft gilt als integrativer Parameter für die Muskelkraft. Ausreichende Muskelkraft ist die Grundvoraussetzung für Mobilität. Die Muskelkraft der Hand korreliert hoch mit der gesamten Muskelmasse und der Muskelfunktion. Daher wird die Messung der Handkraft zur Abschätzung der Muskelfunktion zum Beispiel im Rahmen der Sarkopeniediagnostik ebenso verwendet wie zur Erfassung von Frailty im Rahmen phänotypischer Scores (Fried et al. 1991).

Die Messung erfolgt mit hydraulischen Dynamometern und ist von der Mitarbeit, der Motivation, der Stellung und der Funktion der Handgelenke abhängig. Die Messung ist einfach und ökonomisch durchführbar. Die verschiedenen Dynamometer unterscheiden sich nicht im Messprinzip, jedoch erfolgt die Messung entweder mechanisch oder über Piezokristalle und digitaler Darstellung des Ergebnisses. Die Geräte sind alle so konstruiert, dass der Patient mit der Hand eine nicht bewegliche Schublehre bedient. Der Abstand zwischen den Griffen kann variiert werden. Diese Variation beeinflusst das Messergebnis, so dass bei Verwendung eines Dynamometers immer auch die gewählte Einstellung angegeben werden muss.

Eine weitere Möglichkeit zur Messung der Handkraft ist das Vigorimeter. Dabei wird der Patient aufgefordert, einen mit Luft gefüllten Ballon mit der Hand zu komprimieren. Der so erzeugte Druck ist ein Maß für die Handkraft. Das Messergebnis variiert beim Vigorimeter mit der Größe des gewählten Ballons. Daher muss die Ballongröße immer angegeben werden, um Vergleichbarkeit zu gewährleisten.

Die Ergebnisse von Dynamometer und Vigorimeter korrelieren hoch im gleichen Patientenkollektiv. Die gemessene Handkraft nahm erwartungsgemäß für beide Verfahren mit dem Alter ab, jedoch waren die mittels Vigorimeter gemessenen Werte deutlich höher. Normwerte für die Handkraft wurden für zu Hause lebende ältere Menschen im Rahmen der Berliner Altersstudie mittels Dynamometer ermittelt (▶ Tab. 4.8).

Tab. 4.8: Normwerte für die Handkraft nach Alter und Geschlecht für zu Hause lebende ältere Menschen (Berliner Altersstudie, Norman et al. 2013)

	Alter	N	links			rechts		
			MW±STD	5. Perzentile	10. Perzentile	MW±STD	5. Perzentile	10. Perzentile
Männer	60–69	230	38,6±6,6	27,0	30,0	41,9±7,3	29,5	32,5
	70+	287	37,1±6,8	26,2	28,0	40,2±6,8	29,7	31,4
Frauen	60–69	413	23,8±4,3	17,0	18,5	26,2±4,8	18,0	20,0
	70+	155	22,4±4,8	15,0	16,0	25,2±5,1	16,4	18,0

4.3.4.2 Esslinger Transferskala

Mit der Esslinger Transferskala wird die für einen Transfer erforderliche Hilfeleistung erfasst (Runge 1995). Die Skala unterscheidet die fünf Stufen H0 (keine Hilfe erforderlich) bis H4 (Transfer nur durch zwei professionelle Helfer oder zusätzlichen Einsatz eines technischen Gerätes möglich). HX bezeichnet eine Situation, wenn ein Transfer nicht durchführbar ist.

Mit der Esslinger Transferskala kann eine Veränderung der Mobilität auch bei nicht gehfähigen Patienten erfasst werden. Weniger notwendige personelle Hilfe bedeutet eine Verbesserung. Die Skala ist alltagsrelevant sowie schnell und einfach zu erheben (Runge 1995).

4.3.4.3 Selbstgewählte Gehgeschwindigkeit

Die selbst gewählte Gehgeschwindigkeit gilt als reliables, valides, sensitives und spezifisches Maß für Funktionalität und Balance (Steffen et al. 2002; Harada et al. 1995). Sie korreliert mit dem globalen Gesundheitsstatus, drohendem Funktionsverlust, dem Risiko künftiger Krankenhausaufnahmen und der Mortalität (Hardy et al. 2007).

Die selbstgewählte Gehgeschwindigkeit erfasst global geriatrische Probleme sowie die klinischen Folgen von Störungen, ist aber als einzelner Test nicht ausreichend, um eine differenzialdiagnostische Abklärung zu ermöglichen.

Durch die integrative Erfassung zahlreicher Komponenten hat sie mit 78 % eine hohe Vorhersagewahrscheinlichkeit für die Rückkehr in die eigene Wohnung unabhängig von der Hirnleistung und dem aktuellen ADL-Status (Rabadi und Blau 2005).

Die selbstgewählte Gehgeschwindigkeit kann einfach, schnell und verlässlich gemessen werden. Bei der Messung werden Distanzen von 4 (z. b. in der Short Physical performance Battery, SPPB), 6 oder 10 Metern zuzüglich einer Akzelerations- und einer Dezelerationsstrecke vorgeschlagen (Guralnik et al. 1989).

Die Untersuchung erfolgt auf ebener Erde (z. B. einem Stationsflur) in Begleitung eines Therapeuten. Dieser stoppt die für eine bestimmte Strecke (am häufigsten 6 Meter) erforderliche Zeit, ohne dies dem Patienten mitzuteilen (Bohannon 2008). Die mittlere Gehgeschwindigkeit zeigte in einem großen Kollektiv eine Abhängigkeit von Lebensalter und Geschlecht. Für Männer mit einem Alter von 70 bis 80 Jahren betrug sie 95 ± 25 cm/sec und für ein Alter von mehr als 80 Jahren 84 ± 24 cm/sec. Die entsprechenden Werte für Frauen lauten 90 ± 24 cm/sec und 76 ± 21 cm/sec. Die gewählte Distanz hatte einen signifikanten, aber sehr geringen Einfluss auf die gemessene Gehgeschwindigkeit. Als relevante klinische Verbesserung gilt ein Zugewinn von 0,1 m/sec.

4.3.4.4 Timed-up-and-go-Test

Der sehr einfache und mit geringem technischem Aufwand durchführbare Timed-up-and-go-Test (TUG-Test) erlaubt integrativ die Beurteilung von Mobilität, Gleichgewichts, Koordination, Gelenkfunktion und Kraft der unteren Extremität (Podsiadlo und Richardson 1991).

Der TUG-Test erfordert vom Patienten ein ausreichendes Verständnis, Sehfähigkeit, eine Grundmobilität, ausreichende Kraft und Motivation sowie ein Mindestmaß an Koordination. Da all diese Komponenten das Testergebnis beeinflussen, kann der TUG-Test nicht für sich in Anspruch nehmen, alleine Mobilität oder Kraft zu messen. Der TUG-Test erlaubt auch keine verlässliche differenzialdiagnostische Aussage zur Ursache einer

Mobilitätsstörung. Ein normaler Test schließt aber eine gravierende Mobilitätsstörung aus.

Der zu Untersuchende wird gebeten, ohne Fremdhilfe aus dem Sitzen von einem Stuhl mit Armlehne aufzustehen, drei Meter hin und zurück zu gehen und sich wieder hinzusetzen. Hilfsmittel sind erlaubt. Der Proband darf den Test einmal ohne Zeitnahme üben. Für die stationäre Akutgeriatrie mit in der Regel funktionell stark beeinträchtigten Patienten ist der TUG oft nicht durchführbar und reicht als alleiniges Maß zur Abschätzung der Mobilität nicht aus.

Die Auswertung erfolgt über die Zeit, die der zu Untersuchende für die Ausführung dieses Tests benötigt (▶ Tab. 4.9).

Tab. 4.9: Interpretation der Ergebnisse des TUG-Tests (Darstellung auf Grundlage von Podsiadlo und Richardson 1991)

Zeit [sec]	Interpretation
≤ 10	Normalbefund
11–19	Geringe Mobilitätseinschränkung, in der Regel noch ohne Alltagsrelevanz
20–29	Funktionell relevante Mobilitätseinschränkung, weiter Abklärung erforderlich
≥ 30	Ausgeprägte Mobilitätseinschränkung, in der Regel Interventionsbedarf, oft Hilfsmittel erforderlich

Eine Metaanalyse zeigt, dass ein höherer Zeitbedarf für den TUG-Test in retrospektiven Studien mit Sturzereignissen in den letzten sechs Monaten korreliert. Die Vorhersagewahrscheinlichkeit für künftige Sturzereignisse ist jedoch weniger gut (Beauchet et al. 2011).

4.3.4.5 Mobilitätstest nach Tinetti

Der Mobilitätstest nach Tinetti wurde zur Erfassung des Sturzrisikos bei zu Hause lebenden älteren Menschen entwickelt (▶ Tab. 4.10). Der Test kann nur sinnvoll durchgeführt werden, wenn eine Grundmobilität vorhanden ist (Tinetti et al. 1990).

Der Test hat die beiden Komponenten Balance und Mobilität. Beide Komponenten werden gesondert geprüft. Die Ergebnisse werden dann zu einem Summenwert als Maß für das Sturzrisiko addiert.

Die Prüfung von Stand und Balance beinhaltet die Komponenten Aufstehen, Stehen innerhalb der ersten Sekunden, Stehen mit geschlossenen Augen, Drehen auf der Stelle und wieder Hinsetzen. Beim Aufstehen wird auch bewertet, ob der Proband dies beim ersten Anlauf schafft, ob er mehrere Versuche benötigt oder die Armlehne zu Hilfe nehmen muss. Beim Stehen ist es wichtig zu beachten, ob eine Hilfsperson sichern muss und ob die Füße geschlossen sind. Die Standsicherheit wird durch mehrere kleine Stöße gegen die Brust überprüft. Beim Prüfen des Gehens wird das Gangbild nach Schrittauslösung, Schrittlänge, Schritthöhe, Schrittsymmetrie, Gangkontinuität, Wegabweichung, Schrittbreite und Rumpfstabilität bewertet.

Der Gesamtscore hat eine Spannweite von 0 bis 28. Werden 20 oder weniger Punkte erreicht, gilt das Sturzrisiko als erhöht. Die Durchführung des Tests dauert in Abhängigkeit vom Mobilitätsniveau des Patienten etwa 10–20 Minuten. Bei Patienten mit Bettlägerigkeit oder Unfähigkeit zur Durchführung eines Transfers ist dieser Test nicht sinnvoll anwendbar.

Die Sensitivität und Spezifität zur Vorhersage von Sturzereignissen betragen für zu Hause lebende ältere Personen 70 % bzw. 52 %. Bei Heimbewohnern ließ sich der Bedarf an Physiotherapie durch den Tinetti-Test mit einer Sensitivität und Spezifität von 68 % bzw. 78 % vorhersagen. Der Test war diesbezüglich aber der Vorhersagewahrscheinlichkeit der Gehgeschwindigkeit mit einer Sensitivität von 80 % und einer Spezifität von 89 % unterlegen. In einer Studie an Parkinsonpatienten war der Tinetti-Test bezüglich Änderung der Mobilität kaum sensitiv (Behrman et al. 2002).

Da der Tinetti-Test nur sinnvoll durchgeführt werden kann, wenn eine Mindestmobilität vorliegt, ist er eher für eine Anwendung im ambulanten Bereich und in der Rehabilitation und weniger für die Akutgeriatrie geeignet.

Tab. 4.10: Mobilitätstest nach Tinetti (modifiziert nach Tinetti et al. 1986)

Punkte	1. Balancetest				
	0	1	2	3	4
Gleichgewicht im Sitzen	unsicher	sicher, stabil			
Aufstehen vom Stuhl	nicht möglich	nur mit Hilfe	diverse Versuche, rutscht nach vorne	braucht Armlehne oder Halt	in einer fließenden Bewegung
Balance in den ersten 5 Sekunden	unsicher	sicher, mit Halt	sicher, ohne Halt		
Stehsicherheit	unsicher	sicher, aber ohne geschlossene Füße	sicher, mit geschlossenen Füßen		
Balance bei geschlossenen Augen	unsicher	sicher, ohne Halt			
Drehung 360° mit offenen Augen	unsicher, braucht Halt	diskontinuierliche Bewegung, beide Füße am Boden vor dem nächsten Schritt	kontinuierliche Bewegung, sicher		
Stoß gegen die Brust (3x, leicht)	fällt ohne Hilfe oder Halt	muss Füße bewegen, behält aber Gleichgewicht	gibt sicheren Widerstand		

Tab. 4.10: Mobilitätstest nach Tinetti (modifiziert nach Tinetti et al. 1986) – Fortsetzung

	1. Balancetest				
Punkte	0	1	2	3	4
Hinsetzen	lässt sich plumpsen, braucht Lehne, unzentriert	flüssige Bewegung			

Punkte Balancetest: ____/15

	2. Gehprobe		
Punkte	0	1	2
Schrittauslösung	Gehen ohne fremde Hilfe nicht möglich	zögert, mehrere Versuche, stockender Beginn	beginnt, ohne Zögern zu gehen, fließende Bewegungen
Schritthöhe	kein selbstständiges Gehen möglich	Schlurfen oder übertriebenes Hochziehen	Fuß ganz vom Boden gelöst (2–4 cm)
Schrittlänge	nicht möglich	weniger als eine Fußlänge	mindestens eine Fußlänge
Schrittsymmetrie	Schrittlänge variiert, Hinken	gleich	
Gangkontinuität	kein selbstständiges Gehen möglich	phasenweise beide Füße am Boden, Pausen	kontinuierlich, fließend
Wegabweichung	kein selbstständiges Gehen möglich	Schwanken, einseitige Abweichung	gerader Gang, fast einer Linie entlang
Rumpfstabilität	Abweichen, Schwanken, Unsicherheit	Rücken, Knie nicht flektiert, kein Schwanken des Rumpfes	

Tab. 4.10: Mobilitätstest nach Tinetti (modifiziert nach Tinetti et al. 1986) – Fortsetzung

	2. Gehprobe		
Punkte	0	1	2
Schrittbreite	breitbeinig oder überkreuzt	Füße berühren sich fast	
Punkte Gehprobe: ___/13			
		Gesamtpunktzahl: ___/28	

4.3.4.6 De Morton Mobilitäts-Index (DEMMI)

Der De Morton Mobilitäts-Index (DEMMI) ist einer der wenigen Mobilitätstests, die speziell für den Bereich Akutkrankenhaus entwickelt wurden. Der DEMMI wurde sowohl im Akutkrankenhaus wie auch im ambulanten Bereich validiert (Morton et al. 2011, 2013).

Der DEMMI beinhaltet 15 Items. Diese Items sind hierarchisch geordnet und bilden ein breites Spektrum der Mobilität ab. Die Bewertung der einzelnen Items erfolgt durch direkte Beobachtung eines Patienten. Aufgrund seines breiten Inhaltes hat der DEMMI weder bei Krankenhauspatienten noch in der ambulanten Versorgung oder bei Pflegeheimbewohnern einen Boden- oder Deckeneffekt.

Die Rohwerte der einzelnen Items werden aufaddiert zu einem Gesamtwert, der wiederum in einen Perzentilenwert (0–100) umgerechnet wird. Als minimal bedeutsamer klinischer Unterschied (minimal important clinical change, MICD) wird ein Scorezuwachs von 11 % angegeben (New et al. 2017).

Der DEMMI kann von Physiotherapeuten angewendet werden. Die Erhebung und Dokumentation dauern etwa 10 Minuten. Der DEMMI ist aufgrund seiner Eigenschaften zur Einschätzung der Mobilität und deren Änderung für die ambulante sowie stationäre Akut- und Rehabilitationsgeriatrie und für pflegebedürftige Personen geeignet.

4.3.4.7 St. Thomas-Risk-Assessment-Tool (STRATIFY)

Das St. Thomas-Risk-Assessment-Tool (STRATIFY) schätzt das Sturzrisiko bei stationär behandelten Patienten ein (Oliver et al. 1997) (▶ Tab. 4.11). Der Bogen beinhaltet fünf Fragen für den Patienten bzw. den Untersucher. Der Fragebogen lässt sich schnell (ca. 5 Minuten) bearbeiten.

Inhaltlich wird nach früheren Stürzen, Agitiertheit, Sehstörungen, Häufigkeit des Toilettenbesuchs und nach der Transferfähigkeit bzw. Mobilität gefragt. Die Fragen werden dichotom mit ja oder nein beantwortet. Zwei und mehr ja-Antworten weisen auf ein hohes Sturzrisiko hin. Die Verwendung dieses Grenzwertes hat eine hohe Sensitivität (93 %), eine moderate Spezifität (87 %), einen niedrigen positiven prädiktiven Wert (62 %) und einen hohen negativen prädiktiven Wert (98 %). Die entsprechenden Werte für einen Grenzwert von 3 lauten 63 %, 96 %, 80 % und 93 % (Park 2018).

Tab. 4.11: St. Thomas-Risk-Assessment-Tool (STRATIFY-Instrument) (Darstellung auf Grundlage von Oliver et al. 1997)

Item	ja	nein
1. Kommt der Patient aufgrund eines Sturzes ins Krankenhaus oder ist während des stationären Aufenthaltes gestürzt?		
2. Ist der Patient unruhig agitiert?		
3. Hat der Patient eine alltagsrelevante Sehminderung?		
4. Hat der Patient einen Drang zu häufigem Aufsuchen der Toilette?		
5. Ist die Transferfähigkeit oder Mobilität relevant beeinträchtigt?		
Summe der ja-Antworten		

4.3.4.8 Fall-Risk-Assessment-Tool (FRAT)

Das Fall-Risk-Assessment-Tool (FRAT) wurde auf dem Boden einer retrospektiven Analyse von Sturzereignissen in einem Akutkrankenhaus mit 480 Betten entwickelt (Palumbo et al. 2016). Seine Weiterentwicklung erfolgt unter Berücksichtigung von Daten aus der Literatur. Die Validierung dieses Instruments in einem Akutkrankenhaus lieferte eine Sensitivität von 43 % und eine Spezifität von 70 %. Das Instrument FRAT-1 umfasst neun Items. Der Gesamtscore reicht von 0 bis 26. Ein Cut-Off-Wert von 10 und mehr Punkten identifiziert Sturzrisikopatienten. Die Items thematisieren die Sturzanamnese, Alter, Kognition, Wahrnehmungsstörungen, Kontinenz, Aktivitätsniveau und Medikation.

Eine Variation dieses Instruments wurde als FRAT-2 in einer Fall-Kontroll-Studie auf dem Boden eines Vergleiches von Stürzern und Nichtstürzern entwickelt (▶ Tab. 4.12). Der Score umfasst einen Bereich von 0 bis 6. Ein Score von 3 und mehr erfasst mit einer Sensitivität von 95 % und einer Spezifität von 66 % Sturzpatienten.

Tab. 4.12: FRAT-2-Tool (Darstellung auf Grundlage von Palumbo et al. 2016)

Item	ja	nein
Sind Sie im vergangenen Jahr einmal gestürzt?		
Nehmen Sie vier oder mehr Präparate gleichzeitig ein?		
Hatten Sie einen Schlaganfall oder haben Sie die Parkinsonerkrankung?		
Haben Sie Probleme mit Ihrem Gleichgewicht?		
Sind Sie nicht in der Lage, ohne Armeinsatz von einem Stuhl aufzustehen?		
Summe der ja-Antworten		

Die Sensitivität, Spezifität, positiven und negativen prädiktiven Werte lauten für FRAT-1 91 %, 25 %, 18 % und 94 %, und für FRAT-2 91 %, 27 %, 18 % und 94 %. Im Vergleich dazu ergaben im gleichen Kollektiv die entsprechenden Werte für die klinische Einschätzung durch Pflegepersonen 88 %, 26 %, 18 % und 92 %. Allerdings zeigte sich nicht unerwartet ein deutlicher Zusammenhang zwischen der klinischen Einschätzung und der Berufserfahrung der Pflegepersonen (Myers und Nikoletti 2003).

4.3.4.9 Berg-Balance-Skala (BBS)

Mit Hilfe der Berg-Balance-Skala (BBS) soll das Sturzrisiko bei Heimbewohnern abgeschätzt werden (Berg et al. 1992). Die Skala beinhaltet 14 Items. Die Bewertung eines jeden Items erfolgt von 0 (schlecht) bis 4 (gut) unter Zuhilfenahme einer genauen Beschreibung der Bewertung eines jeden Items in einer Handlungsanweisung. Die Inter-Rater-Reliabilität und die Test-Retest-Reliabilität sind sehr gut. Die Sensitivität wird mit 73 %, die Spezifität mit 90 % angegeben (Park 2018). Der Zeitaufwand beträgt etwa 20 Minuten. Der Score reicht von 0 bis 56, ein empirischer Grenzwert liegt bei 45 Punkten.

Der Test gilt in seiner Inter-Rater- und Intra-Rater-Reliabilität als sehr gut und wird daher uneingeschränkt z. B. zur ausführlichen Beurteilung des Sturzrisikos empfohlen. Bei weniger als 45 Punkten kann von einem deutlich erhöhten Sturzrisiko ausgegangen werden.

4.3.4.10 Five-Sit-to-Stand-Test (STS)

Der Five-Sit-to-Stand-Test (STS) prüft die Leistungsfähigkeit der unteren Extremität. Er ist einer der am häufigsten durchgeführten Tests und auch Bestandteil von Testbatterien wie zum Beispiel der Short Physical Performance Battery (SPPB). Für den STS gibt es verschiedene Varianten, so dass die jeweilige Variante bei der Verwendung des Tests angegeben werden sollte. Die ursprüngliche Form misst die Zeit, in der fünfmaliges Aufstehen aus dem Sitzen ohne Armeinsatz durchgeführt werden kann (Bohannon 2006). Varianten zählen die Anzahl der Aufstehmanöver innerhalb von 10 oder 30 Sekunden.

Der STS eignet sich als valider Screeningtest zur Erfassung der Leistungsfähigkeit der unteren Extremität. Die Leistung ist erwartungsgemäß altersbezogen. Zur Beurteilung älterer Personen können die von Guralnik publizierten Grenzwerte verwendet werden (Guralnik et al. 1994).

4.3.4.11 Short Physical Performance Battery (SPPB)

In der Short Physical Performance Battery (SPPB) (Guralnik et al. 1994) wurden die Gehgeschwindigkeit, der Sit-to-Stand-test und ein Balancetest zusammengefasst. Die Testbatterie wurde für zu Hause lebende ältere Menschen und Krankenhauspatienten entwickelt. Alle drei Komponenten der SPPB fokussieren auf Mobilität und Gangsicherheit. Sie sind jeweils als Einzeltests einsetzbar oder auch Komponenten anderer Tests. So ist zum Beispiel die Gehgeschwindigkeit ein Item des Frailty-Phänotyps nach Fried und die Prüfung der Balance findet sich als eine Komponente des DEMMI.

Das Ergebnis eines jeden der drei Subtests der SPPB wird auf einer fünfstufigen Skala von 0 bis 4 bewertet. Die Summe der Subtestergebnisse liefert einen Gesamtscore, der von 0 bis 12 reicht. Niedrige Werte korrelieren mit ungünstigen Entwicklungen wie Problemen bei den Aktivitäten des täglichen Lebens, mit der Entwicklung von Fähigkeitsstörungen, Krankenhaus- oder Pflegeheimaufnahmen sowie Versterben.

Die SPPB kann theoretisch bei allen Personen angewendet werden, liefert aber bei immobilen Patienten stets einen Wert von 0. Hier ist der DEMMI geeigneter, da er eine auch sehr geringe Eigenmobilität und deren Veränderung abbildet. Die SPPB wird sinnvollerweise bei Personen verwendet, deren Transferfähigkeit erhalten ist und die selbstständig stehen können.

Tabelle 4.13 zeigt die Bewertung der Ergebnisse der drei Subtests (▶ Tab. 4.13).

Tab. 4.13: Bewertung der Ergebnisse der drei Subtests der SPPB (Darstellung auf Grundlage von Guralnik et al. 1994)

Punkte	Balance		Five-Sit-to-Stands	Gehgeschwindigkeit über 4 m
0	R:	nicht möglich	nicht möglich	nicht möglich
1	R: S:	10 sec < 10 sec	> 16,7 sec	> 5,7 sec
2	S: T:	10 sec < 3 sec	13,7–16,6 sec	4,1–5,6 sec
3	T:	3–9 sec	11,2–13,6 sec	3,2–4,0 sec
4	T:	10 sec	< 11,1 sec	< 3,1 sec

R: Rombergstand, S: Semi-Tandem-Stand, T: Tandemstand. Die Balancetests bauen hierarchisch aufeinander auf.

Mit Hilfe der SPPB lassen sich ältere Personen über einen breiten Leistungsbereich valide charakterisieren. Gerade bei Personen, die ihre Leistungsfähigkeit selbst als gut bezeichnen, können durch die SPPB diejenigen identifiziert werden, die schon latente, aber relevante Einschränkungen haben. Unterschreitet der Gesamtscore einen Grenzwert von 8, steigt mit weiter sinkendem Score die Wahrscheinlichkeit für Probleme im ADL-Bereich signifikant an (Guralnik et al. 1994).

4.3.4.12 Weitere Testverfahren zum Assessment des Sturzrisikos

Mehr als 30 weitere Instrumente zum Assessment des Sturzrisikos oder der Mobilität sind verfügbar (Soubra et al. 2019). Diese Instrumente unterscheiden sich hinsichtlich ihrer Inhalte, des Zeitaufwandes sowie des Bereiches, für den sie jeweils validiert wurden. Beispielhaft seien hier das Johns Hopkins Fall Risk Assessment Tool (JHFRAT), das Hendrich II Fall Risk Modell und das Mobility Interaction Fall (MIF) Chart mit seinem Abklärungsalgorithmus genannt.

Die hohe Zahl der verfügbaren Instrumente ist auch ein Indikator für die Komplexität von Mobilitätsproblemen. Sie weist auch darauf hin, dass es bisher kein Instrument gibt – und wahrscheinlich auch nicht geben wird –, welches in der Lage ist, mit hoher Sensitivität und Spezifität Sturzereignisse vorherzusagen.

Zudem muss immer berücksichtigt werden, in welchem Kontext ein Sturzassessment durchgeführt wird. Chronisch beeinträchtigte, aber stabile zu Hause lebende Personen oder Heimbewohner unterscheiden sich erheblich von instabilen älteren Menschen in der stationären Akutgeriatrie.

Der Ablauf der Abklärung kann wie folgt aussehen: Zunächst wird geprüft, ob der Patient verstehen kann und transfer- bzw. gehfähig ist. Besteht Immobilität (z. B. Esslinger Transferskala 0), ist das Sturzrisiko deutlich reduziert, da der Patient sich ja selbst kaum in eine für ihn gefährliche Situation begeben kann.

Eine noch bestehende geringe Aktivität kann mit dem DEMMI erfasst werden. Ist der Patient gehfähig und stoppt das Gehen während er spricht, weist dies auf eine Hirnleistungsstörung hin. Diese Patienten sind erheblich sturzgefährdet. Stoppt der Patient nicht beim Sprechen, kann die Mobilität weiter durch den TUG-Test (oder die Bestimmung der spontanen Gehgeschwindigkeit) geprüft werden. Ein TUG < 10 Sekunden oder eine Gehgeschwindigkeit von mehr als 0,8 m/sec weisen auf ein geringes Sturzrisiko hin. Nur in Begleitung gehfähige Patienten mit Visusminderung und/oder kognitiven Problemen haben ebenso ein erhöhtes Sturzrisiko.

Das geringste Sturzrisiko haben ohne Hilfsmittel gehfähige Patienten ohne Sturzanamnese, mit ausreichendem Visus, einer normalen spontanen Gehgeschwindigkeit (> 0,8 m/sec) und/oder einem TUG-Wert < 10 Sekunden und einer normalen Hirnleistung. Das Risiko für einen Sturz während eines stationären Aufenthaltes in einer Akutgeriatrie liegt bei dieser Patientengruppe bei etwa 3 % (eigene nicht publizierte Daten).

4.4 Assessment der Hirnleistung

4.4.1 Allgemeines zum Assessment der Hirnleistung

Das Assessment der Hirnleistung ist ein essenzieller Bestandteil eines umfassenden Assessments. Da der alleinige klinische Eindruck bezüglich des kognitiven Status eines Patienten bei weitem nicht ausreicht (Burleigh et al. 2002), müssen immer Testverfahren angewendet werden. Hirnleistungstests prüfen lediglich die kognitive Komponente einer Hirnleistungsstörung. Zur Erfassung ihrer funktionellen und sozialen Konsequenzen sind weitere Assessments erforderlich. Diese werden an anderen Stellen dieses Buches beschrieben.

Bei älteren Menschen zielt das Assessment der Hirnleistung in der Regel auf die Abklärung einer vermuteten oder manifesten Demenz. Die Diagnose einer Demenz basiert aber nicht allein auf den Ergebnissen neuropsychologischer Testverfahren, vielmehr müssen auch deren Schweregrad und Alltagsrelevanz dokumentiert werden.

Eine Hirnleistungsstörung entwickelt sich in der Regel schleichend. Dies führt dazu, dass Einschränkungen der Hirnleistung gerade bei zu Hause lebenden Menschen mit guter Adaptation an ihr Wohnumfeld oft erst sehr spät erkannt werden. Auch ein Hausarztkontakt liefert aufgrund des dort herrschenden hohen Zeitdrucks oft keine Verdachtsdiagnose. Dies erklärt auch, warum die Dunkelziffer für eine milde Hirnleistungsstörung oder eine leichte Demenz gerade im ambulanten Bereich recht hoch ist (Borson et al. 2005).

Ein Ortswechsel, wie ihn ein Krankenhausaufenthalt darstellt, kann leicht zum Auslöser für eine Demaskierung der bisher unbekannten kognitiven Probleme werden. Dies muss dann oft mit Angehörigen intensiv diskutiert werden.

Das Assessment der Hirnleistung verfolgt drei Hauptziele. Das erste Ziel ist die Identifizierung von Personen mit einer möglichen relevanten Hirnleistungsstörung. Hierzu dienen Screeningtests. Diese erlauben es, den Verdacht auf das Vorliegen einer Hirnleistungsstörung zu äußern. Dieser Verdacht wird dann durch weitere Testverfahren bestätigt oder widerlegt.

Das zweite Ziel ist der verlässliche Nachweis und die Schweregradeinteilung einer Hirnleistungsstörung. Dazu werden umfangreichere Testinstrumente verwendet, die alle Komponenten der Hirnleistung erfassen.

Das dritte Ziel ist die Verlaufsbeurteilung. Die dazu verwendeten Instrumente müssen wiederholt einsetzbar – also retestfähig sein – und über eine ausreichende Änderungssensitivität verfügen.

Ziele des Assessments der Hirnleistung:

- Screening (Früherkennung)
- Bestätigung und Schweregradbestimmung (Diagnosesicherung)
- Verlaufskontrolle

Für die Durchführung einer Hirnleistungsdiagnostik steht eine sehr große Zahl von Instrumenten zur Verfügung. Diese unterscheiden sich zum Teil erheblich in ihren Eigenschaften hinsichtlich der oben genannten drei Ziele.

Bisher existiert noch kein Goldstandard für das Assessment der Hirnleistung alter Menschen. Daher sollte sich die Auswahl eines Testinstrumentes an der jeweiligen Fragestellung, an den Zielen des Assessments, an der Akzeptanz und Durchführbarkeit eines Tests seitens des Patienten und an den Gütekriterien (Objektivität, Validität, Reliabilität und Normierung) des jeweiligen Tests orientieren.

Weiterhin muss vor der Auswahl eines Testverfahrens klar sein, ob dessen Einsatz im ambulanten Bereich oder unter stationären Bedingungen – möglicherweise als rollendes Assessment – durchgeführt werden soll. Die Anforderungen an ein Testverfahren unterscheiden sich dann. Sie lauten zum Beispiel für ein ambulant eingesetztes Verfahren (Lezak et al. 2012):

- Kurze Testdauer (< 5 Minuten)
- Leichte Durchführbarkeit mit geringem Trainingsaufwand für den Untersucher
- Zügige und einfache Auswertung
- Geringer Materialaufwand und geringe Kosten

Aufgrund der Rahmenbedingungen im stationären Bereich können die hier angewendeten Testverfahren im Vergleich zu einer ambulanten Untersuchung viel umfangreicher sein (Lezak et al. 2012).

Zu den obligaten diagnostischen Kriterien für die Diagnose einer Demenz gehört der Nachweis einer relevanten Gedächtnisstörung. Daher müssen alle zur Demenzdiagnostik angewendeten Testverfahren die Gedächtnisleitung prüfen. Bezogen auf eine Demenz vom Alzheimertyp ist zum Beispiel die anterograde Langzeitgedächtnisleistung – also die Fähigkeit, sich neue Inhalte längere Zeit merken zu können – besonders betroffen. Diese Störung wird zum Beispiel durch den Mini-Mental-Test nicht ausreichend erfasst. Hier ist der DemTect überlegen. Neben der Gedächtnisleitung zeigen Menschen mit Demenz Störungen der Sprache, der zeitlichen oder räumlichen Orientierung, des planerischen Handelns und der Praxie. Diese Komponenten werden von Screeningtests in unterschiedlicher Häufigkeit erfasst.

Personen mit einer Hirnleistungsstörung haben ein signifikant höheres Risiko, bei medizinischen Prozeduren Komplikationen zu entwickeln. Solche Komplikationen sind zum Beispiel funktionelle Verschlechterungen, Stürze, ein Delir sowie Einbußen oder sogar der Verlust der Selbstständigkeit (Jennings 2017).

Die oft vorgebrachten Bedenken, Patienten nicht mit der Diagnose einer Hirnleistungsstörung zu konfrontieren oder deren Stigmatisierung zu vermeiden, sind unbegründet (Lliffe und Manthorpe 2004). Häufiger wird eine Diagnostik dieser Probleme sowohl von Patienten wie auch von Angehörigen sogar als Entlastung empfunden (van den Dungen et al. 2014).

Bevor eine entsprechende Diagnostik erfolgt, müssen jedoch die Rahmenbedingungen klar sein. So macht es keinen Sinn, einen gerade in eine Klinik aufgenommenen älteren Patienten schon am ersten oder zweiten Tag seines Aufenthaltes mit einer Hirnleistungsdiagnostik zu konfrontieren. Neben der sich noch auswirkenden akuten Erkrankung kommt zum Beispiel die Verunsicherung durch den Wechsel des Aufenthaltsortes hinzu. Eine so durchgeführte Diagnostik kann daher nicht valide und reliabel sein.

Es ist äußerst sinnvoll, dem Patienten zunächst sehr einfache Fragen zu stellen, die auch seine Verunsicherung und Angst reduzieren. So könnte eine Frage zum Beispiel lauten: »Wie lange sind Sie denn schon im Krankenhaus und warum genau?«. Die Antwort auf eine solche Frage ist für einen erfahrenen Untersucher schon sehr aufschlussreich. Auch wird schnell klar, ob der Patient zum Beispiel eine Hörminderung hat. Das Begrüßen mit einem Handgeben lässt orientierend die Sehfähigkeit abschätzen. Einschränkungen dieser sensorischen Fähigkeit beeinflussen ein Testergebnis und machen es möglicherweise nicht verwertbar.

Die Testumgebung muss zudem ruhig und frei von störenden Einflüssen sein. Die kognitive Leistungsfähigkeit ist beispielsweise am Vormittag höher als am Nachmittag. Weiterhin sollte der Patient auf eine Hirnleistungstestung verbal vorbereitet werden, um Irritationen zu vermeiden. Eine solche Vorbereitung kann zum Beispiel so aussehen, dass dem Patienten erklärt wird, dass diese Diagnostik zur Klinikroutine gehört, bei jedem Patienten durchgeführt wird und dass Fragen und Aufgaben gestellt werden, die ihm möglicherweise viel zu leicht erscheinen, aber auch Aufgaben, die möglicherweise zu schwer sind. Eine solche Vorbereitung erhöht die Akzeptanz und Kooperationsbereitschaft bei einer so intimen Testung.

Der Begriff Hirnleistungsstörung umfasst zahlreiche Komponenten, die ein umfassender Test abdecken sollte. Zu diesen Komponenten zählen:

- Aufmerksamkeit
- Orientierung

- Sprache
- Gedächtnisleistung
- Abstraktionsfähigkeit
- Rechenfähigkeit
- Schreibfähigkeit
- Visuokonstruktive Fähigkeiten

Solche Tests, die Teile dieser Komponenten nicht beinhalten, laufen Gefahr, trotz eines unauffälligen Ergebnisses eine relevante Hirnleistungsstörung zu übersehen. Es ist wichtig, sich diese Problematik zum Beispiel bei sog. Screeningtests zur Erfassung einer Hirnleistungsstörung immer wieder klar zu machen.

Viele Screeningtests prüfen typischerweise einzelne Komponenten der Hirnleistung. Zwar sind sie schnell und ökonomisch einsetzbar, haben aber den Nachteil, dass auch relevante Einschränkungen der Hirnleistung übersehen werden können. Dieser Nachteil besteht bei umfassenden Assessmentinstrumenten nicht mehr, jedoch ist dann auch der erforderliche Zeitaufwand für die Untersuchung erheblich größer.

Andererseits haben Hirnleistungstests Decken- und Bodeneffekte. So können zum Beispiel kognitiv nicht beeinträchtigte Personen und Menschen mit milder Hirnleistungsstörung und höherem Bildungsniveau beim Mini-Mental-Test einen vergleichbaren Score erreichen, obwohl sie sich klinisch signifikant unterscheiden. Andererseits eignen sich anspruchsvolle Testinstrumente nicht mehr zur Verlaufsbeurteilung bei schwerer Demenzkranken.

Bei der Prüfung von Gedächtnisleistungen muss immer auch die kognitive Verarbeitungsgeschwindigkeit mit erfasst werden. Eine psychomotorische Verlangsamung kann klinisch als relevante Gedächtnisstörung imponieren, obwohl die eigentliche Ursache eine andere ist (zum Beispiel Medikamenteneffekte) und das Gedächtnis intakt ist (Eriksen et al. 1973). Die psychomotorische Verarbeitungsgeschwindigkeit kann einfach durch den Zahlenverbindungstest gemessen werden. Dieser Test ist zum Beispiel Teil des Nürnberger Altersinventars (NAI) und liegt in einer für ältere Menschen validierten Form vor.

> **Merke**
>
> Leichte Tests sind für kognitiv wenig beeinträchtigte Patienten weniger geeignet, schwere Tests sollten bei fortgeschritten Demenzkranken keine Anwendung mehr finden.

Zu den höheren Hirnleistungen gehören das abstrakte Denken, die Rechenfähigkeit, aber auch das Allgemeinwissen. Mit einfachen Fragen können diese Bereiche der Hirnleistung adressiert werden. So prüft die Frage nach dem Namen des aktuellen Bundespräsidenten Gedächtnisleistung, Orientierung und Allgemeinwissen. Die Fähigkeit des abstrakten Denkens kann zum Beispiel durch die Frage nach der Bedeutung eines Sprichwortes geprüft werden. Die Rechenfähigkeit kann erfasst werden durch serielles Subtrahieren von jeweils sieben ausgehend von 100 oder von drei ausgehend von 20. Diese Aufgabe verlangt zudem Gedächtnisleistung und Konzentrationsfähigkeit.

Beim Assessment der Gedächtnisleistung ist es wichtig zu berücksichtigen, dass das Klagen eines Patienten über Gedächtnisstörungen sehr schlecht mit den kognitiven Testergebnissen korreliert und eher auf eine depressive Episode hinweist (Vogel et al. 2010).

Grundsätzlich können bei der Gedächtnisfunktion drei Bereiche unterschieden werden. Ein Bereich ist das Arbeitsgedächtnis. Dieses ultrakurze Gedächtnis kann zum Beispiel durch das Wiederholen von Zahlenreihen getestet werden. Kognitiv gesunde ältere Menschen sind in der Lage, eine fünf- bis siebenstellige Zahl bei zwei Versuchen korrekt zu wiederholen (La Rue 1982).

Das Kurzzeitgedächtnis ist der zweite Bereich. Die Zeitspanne umfasst hier Minuten bis wenige Tage. Ein Test zur Erfassung dieser Leistung ist das Wiederholen von Begriffen nach einer fünf- bis zehnminütigen Pause (Marino et al. 1995; Gallo et al. 1995).

Das Langzeitgedächtnis ist der dritte Bereich der Gedächtnisfunktion. Zur Prüfung können Gedichte und Lieder aus der Schulzeit oder Bibeltexte erfragt werden. Etwa 80 % der kognitiv gesunden älteren Menschen können diese erinnern (Smith 1963).

Die Prüfung des Sprachvermögens ist ein weiterer essenzieller Bestandteil einer umfassenden Hirnleistungsprüfung. Neben der spontanen

Wortflüssigkeit werden auch das Benennen sowie das Wiederholen von Begriffen geprüft.

Eine weitere Komponente der Hirnleistung sind die räumlich-visuellen und konstruktiven Fähigkeiten. Zu deren Prüfung wird der Patient gebeten, seinen Namen und seine Adresse als Briefkopf auf ein leeres Blatt Papier zu schreiben. Auch das Abzeichnen geometrischer Figuren oder das Zeichnen des Zifferblattes sowie der Zeiger einer Uhr (Uhrzeichentest) erfassen diese Fähigkeit.

Die Durchführung eines umfassenden neuropsychologischen Assessments in sehr kurzer Zeit kann einen Patienten überfordern. Unter Zeitdruck erhobene Werte sind in der Regel unbrauchbar. Eine Lösung ist die Verteilung der erforderlichen Testungen über mehrere Tage (sog. »Rolling Assessment«) (Elsawy und Higgins 2011). Dies sollte immer dokumentiert werden, um eventuellen Abrechnungsproblemen zu entgehen.

Bisher besteht kein Konsens dahingehend, welches Testinstrument zum Screening oder zur Diagnostik einer Hirnleistungsstörung primär verwendet werden sollte (Moyer 2014). Ein Goldstandard fehlt.

4.4.2 Testverfahren zum Assessment der Hirnleistung

Tests zum Assessment der Hirnleistung können in zwei Gruppen unterteilt werden. Die Tests der ersten Gruppe beinhalten nur einzelne Komponenten, die Tests der zweiten Gruppe alle Komponenten für eine umfassende Abklärung der Hirnleistung. Die Entscheidung für die Anwendung eines Testverfahrens zur Hirnleistungsdiagnostik stellt damit immer einen Kompromiss zwischen diagnostischer Restunsicherheit und zeitökonomischen Argumenten dar.

4.4.2.1 Zahlenspanne (Digit Span)

Der Test Zahlenspanne (Digit Span) prüft gleichzeitig Arbeitsgedächtnis und Aufmerksamkeit (Schroeder et al. 2012), wobei diese beiden Komponenten mit der Digit-Span-Testung nicht sicher unterschieden werden können. Der Proband wird gebeten, eine verbal vorgegebene Zahlenreihe zu wiederholen. Bei altersentsprechender Hirnleistung sollten fünf bis siebenstellige Zahlen bei zwei gestatteten Versuchen korrekt wiederholt werden können.

Der Test ist einfach und schnell (etwa fünf Minuten) durchführbar. Dabei muss darauf geachtet werden, dass die Zahlen in zufälliger Reihenfolge und nicht chronologisch präsentiert werden. Werden bei zwei Versuchen weniger als fünf Zahlen korrekt wiedergegeben, gilt der Test als auffällig. Die Sensitivität bzw. Spezifität für die Diagnose einer Hirnleistungsstörung werden mit 34 % und 90 % angegeben (Schroeder et al. 2012). Wer diesen Grenzwert erreicht, hat mit hoher Wahrscheinlichkeit keine relevante Störung von Arbeitsgedächtnis und Aufmerksamkeit. Ein auffälliger Test genügt aber zum Beweis einer Störung nicht. Hier sind weitere Tests erforderlich.

4.4.2.2 Zahlenverbindungstest (Trail-Making-Test, TMT)

Der Zahlenverbindungstest ist ein Zeichen-Papier-Test, der in zwei verschiedenen Versionen vorliegt (Llinàs-Reglà et al. 2017). Die Probanden sollen die auf einem Blatt zufällig verteilten Zahlen (Version A) bzw. Zahlen und Buchstaben (Version B) in der richtigen Reihenfolge verbinden (▶ Abb. 4.1). Als Rohwert für diese Aufgabe dient die zur Bearbeitung des Tests benötigte Zeit. Die für die Version B benötigte Zeit ist etwa doppelt so lange wie die für die Version A. Der Test prüft die visuomotorischen Fähigkeiten, die Raumanalyse, die psychomotorische Verarbeitungsgeschwindigkeit sowie die kognitive Flexibilität (Llinàs-Reglà et al. 2017). Der Test erfasst kognitive Einbußen, erlaubt aber keine ätiologische Diagnose (Kent 2013). Für sehbehinderte Personen ist der Test nicht geeignet. Die Sensitivität bzw. Spezifität zur Feststellung einer Hirnleistungsstörung liegen für die Version A bei 75 % bzw. 82 % und für die Version B bei 91 % bzw. 73 %. Der Test liegt in verschiedenen Versionen vor und ist auch Bestandteil von Testbatterien (zum Beispiel dem MoCA-Test oder dem Nürnberger Altersinventar).

Trail-Making-Test A

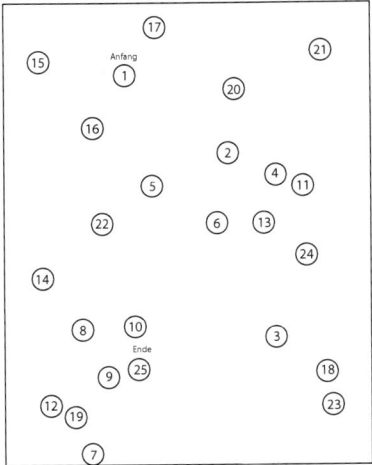

So schnell wie möglich die Zahlen in der richtigen Reihenfolge verbinden

Trail-Making-Test B

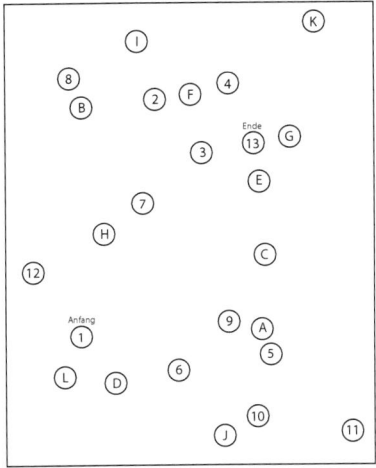

So schnell wie möglich die Zahlen und Buchstaben in der richtigen Reihenfolge verbinden, wobei immer zwischen Zahl und Buchstabe gewechselt werden muss, also 1-A, 2-B, 3-C etc.

Abb. 4.1: Beispiel des TMT A und B

4.4.2.3 Uhrzeichentest (Clock-Drawing-Test, CDT)

Der Uhrzeichentest wurde erstmals von Shulman vorgeschlagen (Shulman et al. 1986). Zwischenzeitlich liegen mehr als 15 Variationen bezüglich Ausführung und Bewertung vor. Bisher besteht kein Konsens dahingehend, welche Form und welches Bewertungssystem bevorzugt werden sollte. Die verschiedenen Variationen verfügen alle über ähnliche Sensitivitäten, die mit 85 % angegeben werden (Aprahamian et al. 2009).

Der Uhrzeichentest erfordert für eine korrekte Ausführung verschiedene kognitive Fähigkeiten. Hierzu gehören Hörverstehen, Aufmerksamkeit, visuoräumliche Fähigkeiten, Gedächtnisleistung, abstraktes Denken, Planen und Ausführung (Exekutivfunktion) (Pinto und Peters 2009). Der Test gilt als geeignet für ein globales kognitives Screening, erfasst aber auch die numerische und verbale Gedächtnisleistung sowie Exekutivfunktionen (Richardson und Glass 2002).

Eine Variante des Uhrzeichentests gibt einen leeren Kreis vor, in den die Ziffern und Zeiger einer Uhr mit vorgegebener Uhrzeit eingezeichnet werden sollen, eine andere Version fordert vom Probanden auch das Zeichnen eines Kreises (Lam et al. 1998).

Auch für die Bewertung sind sehr unterschiedliche Schemata publiziert worden (Kim et al. 2018) (▶ Abb. 4.2). Bezüglich des optimalen Bewertungssystems besteht bisher kein Konsens, jedoch ist die pragmatische Grundhaltung »Je einfacher, desto besser« (Mainland et al. 2014).

In der Literatur finden sich übereinstimmend Belege dafür, dass der Uhrzeichentest gut zwischen Menschen mit und ohne Demenz unterscheidet. Angaben zur Unterscheidung von Menschen mit milder kognitiver Beeinträchtigung und kognitiv Gesunden durch den Uhrzeichentest sind jedoch widersprüchlich (Ricci et al. 2016; Ehreke et al. 2009).

Das drei Punkte umfassende Bewertungssystem, welches auch im MoCA-Test (▶ Kap. 4.4.2.6) verwendet wird, vergibt jeweils einen Punkt für das Zeichnen eines Kreises, das korrekte Einzeichnen der Ziffern und das Zeichnen der Uhrzeiger bei vorgegebener Uhrzeit (Nasreddine et al. 2005).

Das fünf Punkte umfassende System, welches von der Alzheimer Disease Neuroimaging Initiative (ADNI) (Gibbons et al. 2012) verwendet wurde, vergibt jeweils einen Punkt für das Zeichnen eines Kreises, die Symmetrie der eingetragenen Ziffern, die korrekte Auswahl der Ziffern, das Einzeichnen von zwei Zeigern sowie deren korrekte Länge.

Umfassender ist das von Freeman vorgeschlagene System mit 15 Punkten. Zwei Punkte werden bei korrekter Zeichnung eines Kreises, sechs Punkte bei korrekt eingetragenen Ziffern, weitere sechs Punkte bei korrekt gezeichneten Zeigern und ein Punkt für zentral in die Mitte des Kreises gezeichnete Zeiger vergeben (Freeman et al. 2000).

In einer Studie wurden diese drei am häufigsten verwendeten Bewertungssysteme an einem Kollektiv kognitiv Gesunder sowie Patienten mit milder kognitiver Beeinträchtigung und vaskulärer oder Alzheimerdemenz verglichen. Die externe Validierung erfolgte unter anderem durch den MMSE. Dabei erwiesen sich alle drei Bewertungssysteme als geeignet, kognitiv Gesunde von Menschen mit milder kognitiver Beeinträchtigung und Demenz zu unterscheiden. Das verwendete 15 Punkte umfassende Bewertungssystem war jedoch etwas besser in der Unterscheidung zwischen kognitiv Gesunden und Menschen mit einer Demenz vom Alzheimertyp (Kim et al. 2018).

Wesentlich ist jedoch, dass alle Personen mit *mild cognitive impairment* (MCI) oder Demenz unabhängig vom gewählten Bewertungssystem des Uhrzeichentests schlechtere Leistungen zeigen als kognitiv Gesunde.

Der Uhrzeichentest korreliert trotz seiner unterschiedlichen Variationen und Bewertungsschemata hoch mit anderen kognitiven Testverfahren (Aprahamian et al. 2010). Daher sollte er ein fester Bestandteil eines geriatrisch kognitiven Assessments sein. Jedoch muss bei der Beurteilung immer das jeweils verwendete Bewertungssystem benannt werden.

Das am häufigsten angewendete Schema wurde von Shulman vorgeschlagen (Shulman 2000). Dabei wird das Testergebnis anhand von Beurteilungskriterien und Beispielbildern mit einem Score zwischen 1 (normal) und 6 (sehr auffällig) bewertet. Ein Score von mehr als 2 wird als Hinweis auf eine Störung der Kognition interpretiert. Allerdings ergaben Untersuchungen an umfangreicheren gesunden älteren Personen, dass die Grenzwerte für einen auffälligen Test eher höher angesetzt werden sollten (Hubbard et al. 2008). Der Uhrzeichentest ist bezüglich Sensitivität und Spezifität dem Uhrlese-Test überlegen (Mendez et al. 1992).

4.4.2.4 Six-Item Screener (SIS)

Der Six-Item Screener (SIS) wurde ursprünglich zur Erfassung von kognitiven Problemen bei möglichen Studienteilnehmern entwickelt, um diese von der Rekrutierung auszuschließen (Callahan et al. 2002).

Bei diesem Test soll der Proband drei nicht abstrakte Begriffe wiederholen (▶ Kasten). Er wird dann darauf hingewiesen, dass später erneut nach diesen drei Begriffen gefragt wird. Anschließend werden drei Fragen zur zeitlichen Orientierung (Tag, Monat, Jahr) gestellt. Danach sollen die drei vormals genannten Begriffe wiederholt werden. Für jede richtige Antwort wird ein Punkt vergeben. Der Gesamtscore reicht von 0 bis 6. Als Grenzwert wurden initial weniger als vier Punkte vorgeschlagen, aktuell gilt ein Wert von weniger als fünf Punkten als pathologisch (Wilber et al. 2005).

Uhrzeichentest nach Shulman

Perfekt (Score 1)

 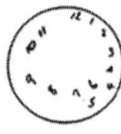

Mittelgradige visuell-räumliche Desorgansistion (Score 4)

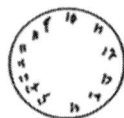

Leichte visuelle-räumliche Fehler (Score 2)

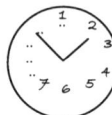 

Schwergradige visuelle-räumliche Desorganisation (Score 5)

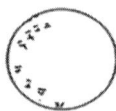

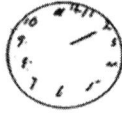 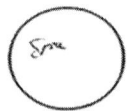 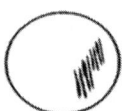

Fehlerhafte Uhrzeit bei erhaltener visuell-räumlicher Darstellung der Uhr (Score 3)

Keine Darstellung einer Uhr (Score 6)

Uhrzeichentest nach Watson

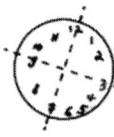 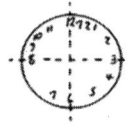 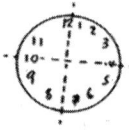 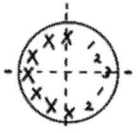

Q1: 0 Q3: 1	Q1: 1 Q3: 1	Q1: 1 Q3: 1	Q1: 0 Q3: 0
Q2: 1 Q4: 0	Q2: 0 Q4: 4	Q2: 1 Q4: 4	Q2: 0 Q4: 0
Summe (Fehler): 2	Summe (Fehler): 6	Summe (Fehler): 7	Summe (Fehler): 0

Abb. 4.2: Beispiel für verschiedene Bewertungen des Uhrzeichentests. Oben: Uhrzeichentest nach Shulman (2000). Unten: Uhrenzeichentest nach Watson (Watson et al. 1993), bei dem die Auswertung anhand der vier Quadranten (Q) erfolgt, die jeweils drei Ziffern enthalten sollen. Enthalten sie mehr oder weniger als drei Ziffern, werden für die ersten drei Quadranten je ein Fehlerpunkt und im vierten Quadranten vier Fehlerpunkte vergeben.

Der SIS hat bei diesen Grenzwerten von vier Punkten (bzw. fünf Punkten) für die Verdachtsdiagnose einer Demenz eine Sensitivität von 88,7 % (96,8 %) und eine Spezifität von 88,0 % (68,6 %) in der Allgemeinbevölkerung bzw. von 80,6 % (89,6 %) und 90,9 % (79,4 %) in Spezialabteilungen mit hoher Prävalenz einer Demenz (Wilber et al. 2005).

Aufgrund der sehr einfachen Durchführung und Auswertung ist der Test für Untersucher leicht erlernbar. In einer deutschen Validierungsstudie an einem geriatrischen Klinikkollektiv fanden sich für einen Grenzwert von weniger als fünf Punkten eine Sensitivität von 100 % und Spezifität von 70 % für die Diagnose einer Demenz (klinisches Arzturteil) (Krupp et al. 2018).

Weiterhin erwies sich der Test als objektiv. Im gleichen Kollektiv wurden diese Werte mit den Ergebnissen des MMSE verglichen. Hier fanden sich bei einem Cut-Off-Wert von weniger als 25 Punkten für den MMSE eine Sensitivität von 92 % und eine Spezifität von 56 % für die Diagnose einer Demenz (Krupp et al. 2018).

Der klinische Nutzen des SIS liegt in seiner relativ hohen Sensitivität und Spezifität. Hohe Werte von fünf oder sechs Punkten machen eine relevante kognitive Störung wenig wahrscheinlich. Damit kann dem Patienten eine weitere, umfangreichere Testung wahrscheinlich erspart werden. Niedrigere Werte erfordern jedoch eine weitere differenzierte neuropsychologische Abklärung.

Six-Item Screener (deutsche Version) (Krupp et al. 2018, S. 276)

Ich nenne Ihnen 3 Dinge. Bitte warten Sie, bis ich alle 3 Wörter gesagt habe, und wiederholen Sie sie dann. Merken Sie sich die Wörter, denn ich frage Sie demnächst noch einmal danach. Bitte wiederholen Sie:
(1. Wort) – (2. Wort) – (3. Wort)   z. B. »Auto – Blume – Ball«
(Maximal 3 Lernversuche – alle Wörter richtig wiederholt?   ☐ *ja*   ☐ *nein)*

Jetzt stelle ich Ihnen 3 Fragen:
Welches Jahr haben wir?   ☐ korrekt=1   ☐ nicht korrekt=0
Welchen Monat haben wir?   ☐ korrekt=1   ☐ nicht korrekt=0
Welchen Wochentag haben wir?   ☐ korrekt=1   ☐ nicht korrekt=0

Wie hießen die 3 Dinge, die Sie sich merken sollten?
(1. Wort)   ☐ korrekt=1   ☐ nicht korrekt=0
(2. Wort)   ☐ korrekt=1   ☐ nicht korrekt=0
(3. Wort)   ☐ korrekt=1   ☐ nicht korrekt=0

Anzahl der erreichten Punkte: ___ / 6

4.4.2.5 Mini-Cog-Test

Der Mini-Cog-Test kombiniert den Uhrzeichentest mit dem Wortwiederholungstest aus dem Mini-Mental-Test (Borson et al. 2005). Der Proband soll zunächst drei Wörter unmittelbar wiederholen und dann den Uhrzeichentest durchführen. Anschließend wird er gebeten, die vormals genannten drei Wörter zu wiederholen. Der Score reicht von 0 bis 5. Jedes korrekt wiederholte Wort ergibt einen Punkt. Die korrekt gezeichnete Uhr ergibt weitere zwei Punkte.

Der Test ist auffällig, wenn keines der drei Wörter wiederholt werden kann oder wenn ein oder zwei Wörter wiederholt werden, der Uhrzeichentest aber auffällig ist (Borson et al. 2005).

Für die ambulante Praxis hat sich der Mini-Cog-Test bewährt. Dieser Test kann innerhalb von 2–4 Minuten durchgeführt werden. Die Sensitivität liegt zwischen 73 und 99 %, die Spezifität zwischen 75 und 93 %. Der Mini-Cog-Test hat auch den Vorteil, dass er von sprachlichen Fähigkeiten und Bildungsniveau unabhängig ist (Borson et al. 2005).

Der Test liefert dichotom die Aussage kognitiv auffällig oder kognitiv nicht auffällig. Eine weitere diagnostische Aussage ist nicht möglich. Auffällige Patienten müssen daher einer weiteren neuropsychologischen Abklärung zugeführt werden.

4.4.2.6 Montreal Cognitive Assessment (MoCA)

Das Montreal Cognitive Assessment (MoCA) ist ein Screeningtest zur Erfassung einer Hirnleistungsstörung. Durch seinen Aufbau beinhaltet dieser Test einen Großteil der für eine umfassende Hirnleistungsdiagnostik geforderten Komponenten Kurzzeitgedächtnis, Sprachvermögen, Aufmerksamkeit, visuokonstruktive Fähigkeiten, Orientierung und Exekutivfunktionen (Nasreddine et al. 2005).

Der Test ist schnell und einfach durchführbar (▶ Abb. 4.3). Der Zeitaufwand beträgt etwa 10–15 Minuten. In einer Metaanalyse kognitiver Screeningtests erwies sich das MoCA im Vergleich zum MMST beim Nachweis leichter kognitiver Defizite als überlegen. So erreichte der MMST bei MCI-Patienten nur eine Spezifität von 62 %, das MoCA hingegen von 89 % (Hoops et al. 2009).

Der maximale Summenscore im MoCA beträgt 30 Punkte, Werte über 26 gelten als normal. Der Test ist frei verfügbar.

4.4.2.7 Mini-Mental-State-Examination (MMSE)

Der Mini-Mental-Status-Test (Mini-Mental-State-Examination, MMSE) ist einer der am längsten verfügbaren und weltweit am weitesten verbreiteten Tests zur Prüfung der Hirnleistung (Shulman et al. 2006). Ursprünglich wurde der MMSE entwickelt, um organische von nicht organischen Hirnleistungsstörungen zu unterscheiden.

Der MMSE umfasst die fünf kognitiven Bereiche Orientierung, Aufmerksamkeit, Sprache, Kurzzeitgedächtnis und Konzentrationsfähigkeit (Jones und Gallo 2001) (▶ Tab. 4.14). Normwerte, die das Lebensalter und den Ausbildungsgrad berücksichtigen, sind verfügbar. Der MMSE besteht aus zwei Teilen. Der erste Teil ist verbal aufgebaut und prüft Orientierung, Aufmerksamkeit und Gedächtnis. Der zweite Teil prüft die Fähigkeiten zu schreiben, Aufforderungen nachzukommen, Objekte zu benennen und zwei überlagerte Pentagramme abzuzeichnen. Der MMSE misst keine anterograde Gedächtnisleistung, eine Störung, die gerade bei Demenzkranken in der Regel zu finden ist. Zur Erfassung einer beginnenden Demenz ist die Sensitivität des MMSE mit ca. 20 % sehr gering (Ihl et al. 1992; Tierney et al. 2000). Zudem ist die Verlaufsmessung mittels MMSE aufgrund fehlender alternativer Testversionen der MMSE problematisch (Clark et al. 1999).

Der Gesamtscore reicht von 0 bis 30 Punkten. Der Score ermöglicht auch eine semiquantitative Schweregradeinteilung einer Demenz. Hier werden

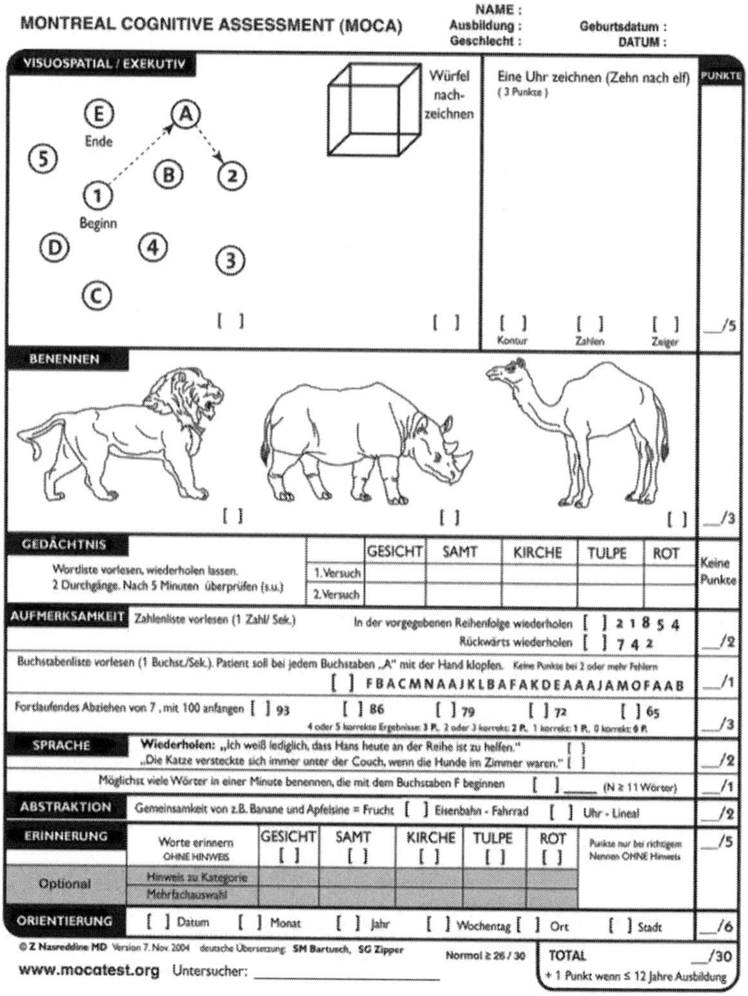

MONTREAL COGNITIVE ASSESSMENT (MOCA)

NAME :
Ausbildung :
Geschlecht :
Geburtsdatum :
DATUM :

		PUNKTE
VISUOSPATIAL / EXEKUTIV	(E) Ende, (A), (5), (B), (2), (1) Beginn, (D), (4), (3), (C) [ ] · Würfel nachzeichnen [ ] · Eine Uhr zeichnen (Zehn nach elf) (3 Punkte) [ ] Kontur [ ] Zahlen [ ] Zeiger	__/5
BENENNEN	[ ] [ ] [ ]	__/3
GEDÄCHTNIS	Wortliste vorlesen, wiederholen lassen. 2 Durchgänge. Nach 5 Minuten überprüfen (s.u.)	Keine Punkte

	GESICHT	SAMT	KIRCHE	TULPE	ROT
1.Versuch					
2.Versuch					

		PUNKTE
AUFMERKSAMKEIT	Zahlenliste vorlesen (1 Zahl/ Sek.) In der vorgegebenen Reihenfolge wiederholen [ ] 2 1 8 5 4 · Rückwärts wiederholen [ ] 7 4 2	__/2
	Buchstabenliste vorlesen (1 Buchst./Sek.). Patient soll bei jedem Buchstaben „A" mit der Hand klopfen. Keine Punkte bei 2 oder mehr Fehlern [ ] FBACMNAAJKLBAFAKDEAAAJAMOFAAB	__/1
	Fortlaufendes Abziehen von 7, mit 100 anfangen [ ] 93 [ ] 86 [ ] 79 [ ] 72 [ ] 65 · 4 oder 5 korrekte Ergebnisse: 3 P., 2 oder 3 korrekt: 2 P., 1 korrekt: 1 P., 0 korrekt: 0 P.	__/3
SPRACHE	Wiederholen: „Ich weiß lediglich, dass Hans heute an der Reihe ist zu helfen." [ ] „Die Katze versteckte sich immer unter der Couch, wenn die Hunde im Zimmer waren." [ ]	__/2
	Möglichst viele Wörter in einer Minute benennen, die mit dem Buchstaben F beginnen [ ] ____ (N ≥ 11 Wörter)	__/1
ABSTRAKTION	Gemeinsamkeit von z.B. Banane und Apfelsine = Frucht [ ] Eisenbahn - Fahrrad [ ] Uhr - Lineal	__/2

ERINNERUNG	Worte erinnern OHNE HINWEIS	GESICHT [ ]	SAMT [ ]	KIRCHE [ ]	TULPE [ ]	ROT [ ]	Punkte nur bei richtigem Nennen OHNE Hinweis	__/5
Optional	Hinweis zu Kategorie							
	Mehrfachauswahl							

ORIENTIERUNG	[ ] Datum [ ] Monat [ ] Jahr [ ] Wochentag [ ] Ort [ ] Stadt	__/6

© Z Nasreddine MD Version 7. Nov. 2004 deutsche Übersetzung: SM Bartusch, SG Zipper

www.mocatest.org Untersucher: ____________

Normal ≥ 26 / 30

TOTAL __/30
+ 1 Punkt wenn ≤ 12 Jahre Ausbildung

Abb. 4.3: MoCA-Testblatt (© Z. Nasreddine MD. Reproduced with permission. Copies are available at www.mocatest.org, Zugriff am 05.05.2021) jedoch unterschiedliche Grenzwerte genannt. Ein Vorschlag lautet, dass ein Score von 20–24 Punkten für eine eher leichte Demenz, ein Score von 13–19 Punkten für eine moderate Demenz und ein Score von weniger als 13 Punkten für eine ausgeprägte Demenz spricht. Depressive Episoden reduzieren die Leistung einer Person beim MMSE und können auf eine »Pseudodemenz« hinweisen. Hier ist eine Verlaufsbeurteilung der Hirnleistung unter einer entsprechenden antidepressiven Therapie auch diagnostisch verwertbar. Weiterhin existieren eine Telefonversion sowie eine Kurzversion des MMSE. Der MMSE wird bei zu Hause lebenden Personen, Heimbewohnern und Krankenhauspatienten eingesetzt.

Die Ergebnisse des MMSE korrelieren sehr hoch mit den Ergebnissen anderer kognitiver Testverfahren (Tombaugh und McIntyre 1992).

Der MMSE reicht jedoch allein zur Diagnose einer Demenz nicht aus. Ein auffälliger Score oder eine klinisch vermutete Demenz bei einem normalen Score (Deckeneffekt bei Akademikern) macht eine ausführlichere neuropsychologische Diagnostik durch einen eine Demenz bestätigenden Test (z. B. ADAS oder CERAD) erforderlich (Wood et al. 2006).

Die Items des MMSE berücksichtigen weniger die frontalen Exekutivfunktionen oder die für rechtshirnige Schädigungen charakteristischerweise beeinträchtigten visuoräumlichen Fähigkeiten. Auch das Abzeichnen der überlagerten Pentagramme verlangt wenig planerische Fähigkeiten (Royall und Polk 1998). Daher ist der MMSE für die Erfassung von Demenzen, die nicht dem Alzheimertyp zuzuordnen sind, in deren frühen Stadien weniger geeignet (Blake et al. 2002).

Um die Sensitivität des MMSE zu erhöhen, wurde die ursprüngliche Version des MMSE als 3MSTest um vier weitere Fragen erweitert (Teng und Chui 1987). Das Ziel dieser Modifikation war es, mehr kognitive Funktionen zu erfassen, den Schwierigkeitsgrad des Tests zu erhöhen und so seine Reliabilität und Validität zu verbessern. Diese vier zusätzlichen Fragen erfassen die zeitliche und räumliche Orientierung, das Erkennen von Beziehungen zwischen dargebotenen Objekten, die Wortflüssigkeit und die Gedächtnisleistung. Der Gesamtscore wird aus den auf einen Prozentrang normierten richtigen Antworten gebildet (Fillenbaum et al. 1988). Normdaten liegen vor. Die Sensitivität und Spezifität zur Erkennung einer Demenz in der Allgemeinbevölkerung liegt beim 3MS-Test bei 88 % bzw. 90 % für einen Grenzwert von weniger als 79 % (Bland und Newman 2001).

Aber auch bei dieser Version des MMSE können leicht demente Personen mit hohem Bildungsniveau einen unauffälligen Score erreichen (Bravo und Hébert 1997). Der klinische Nutzen des 3MS-Tests liegt angesichts der eher gering höheren Spezifität im Vergleich zum MMSE aufgrund seiner größeren diagnostischen Breite weniger im Screening, sondern eher in der Beschreibung von kognitiven Störungsmustern und zur Beurteilung der Krankheitsschwere.

Die Durchführung des MMSE dauert etwa acht Minuten, kann aber bei älteren Krankenhauspatienten bis zu 20 Minuten dauern (Swain et al. 1999).

Tab. 4.14: Aufbau und Inhalt des Mini-Mental-Status-Tests (Darstellung auf Grundlage von Folstein et al. 1975)

Item	Inhalt
1. Orientierung	• Datum, Jahreszeit, Jahr, Wochentag etc.
2. Merkfähigkeit	• Merken und Wiederholen von drei Begriffen
3. Aufmerksamkeit und Rechenfertigkeit	• Reihensubstraktion (alternativ rückwärts Buchstabieren)
4. Erinnerungsfähigkeit	• Erneutes Wiederholen der drei Begriffe aus Item 2
5. Sprache	• Benennen von Gegenständen • Nachsprechen eines Satzes • Ausführen einer Handlungsfolge nach mündlicher Anweisung • Befolgen einer schriftlichen Anweisung • Irgendeinen Satz schreiben • Fünfecke nachzeichnen

4.4.2.8 Test zur Früherkennung einer Demenz mit Depressionsabklärung (TFDD)

Bei dem Test zur Früherkennung einer Demenz mit Depressionsabklärung (TFDD) erfolgte die Auswahl der einzelnen Items auf empirischen Daten. Dabei wurden Items ausgewählt, die gerade bei beginnender Demenz eine hohe Diskriminationsfähigkeit zeigen, wie unmittelbares und verzögertes Erinnern, Orientierung zur Zeit (Datum), konstruktive Praxie und Wortflüssigkeit (Ihl et al. 2000). Zudem wird nach dem Vorliegen einer Depression gefahndet. Dabei bewerten Patient und Untersucher auf einer numerischen Skala von 0–10 das Vorliegen depressiver Symptome im Sinne eines klinischen Globalurteils (▶ Abb. 4.4).

Die Gütekriterien des TFDD sind gut. Für die interne Konsistenz fand sich ein Wert für Cronbachs α von 0,88. Für die Test-Retest-Reliabilität betrug der Korrelationskoeffizient 0,86, für die Inter-Rater-Reliabilität 0,996. Der Summenwert des TFDD korreliert zudem hoch mit dem ADAScog-Gesamtwert ($r = -0,84$) und dem Summenwert des MMSE ($r = 0,86$). Auch die Summenwerte der Selbst- und Fremdbeurteilung der Depressionseinschätzung korrelierten hoch mit den Ergebnissen der Geriatrischen Depressionsskala (GDS) ($r = 0,72$) (Ihl et al. 2000).

Der TFDD ist ein Test, der sehr zeitökonomisch eine Aussage zum Vorliegen einer Demenz ermöglicht. Der Test verfügt über eine ausreichende Reliabilität, Validität und Objektivität. Er scheint auch zur Schweregradbeurteilung und zur Verlaufskontrolle einer Demenz geeignet zu sein.

4.4.2.9 DemTect-Test

Der DemTect-Test nach Kessler und Calabrese eignet sich besonders zur Erfassung leichter kognitiver Einbußen (Kalbe et al. 2004). Die Auswahl der einzelnen Items erfolgte unter dem Aspekt der Sensitivität zur Früherkennung von Demenzen. Hierzu wurden eine Wortliste, eine Aufgabe zur Umwandlung von Zahlen, eine semantische Wortflüssigkeitsaufgabe, die Testung des Kurzzeitgedächtnisses und das verzögerte Erinnern ausgewählt (▶ Abb. 4.5). Der DemTect-Test misst damit auch die anterograde Gedächtnisleistung.

Die Durchführung des Tests kann schnell erlernt werden und benötigt etwa acht Minuten. Die Akzeptanz bei Patienten ist hoch.

Der Bereich des transformierten Summenscores beträgt 0–18 Punkte. Bei einem Gesamtscore von 13 und mehr Punkten ist das Vorliegen einer relevanten Hirnleistungsstörung unwahrscheinlich, ein Bereich von 9–12 Punkten weist auf eine milde kognitive Beeinträchtigung hin und weniger als 9 Punkte machen das Vorliegen einer Demenz wahrscheinlich.

Teil B Assessmentverfahren

Name
Alter (Jahre)
Datum
Demenz-Score: | Depressions-Score:

Test zur **F**rüherkennung
von **D**emenzen mit
Depressionsabgrenzung

Unmittelbare Reproduktion

1 Lesen Sie bitte jedes Wort laut vor und prägen Sie es sich gut ein!
An welche Wörter erinnern Sie sich?

- Verkäufer
- Komet
- Nachricht
- Spiegel
- Märchen
- Dampf
- Abenteuer

Bitte lesen Sie jetzt die Worte noch einmal!

Erreichte Punktzahl (max. 7)

Zeitliche Orientierung

2 Welches Datum ist heute?

- Tag
- Monat
- Jahr

Erreichte Punktzahl (max. 3)

3 Welche Jahreszeiten gibt es?

- Frühling
- Sommer
- Herbst
- Winter

Erreichte Punktzahl (max. 4)

4 Welche Jahreszeit haben wir jetzt?
(Toleranz ± 14 Tage)

- falsch
- richtig

Erreichte Punktzahl (max. 1)

5 Welche Monate gehören zu dieser Jahreszeit?

Frühling	Sommer	Herbst	Winter
März	Juni	September	Dezember
April	Juli	Oktober	Januar
Mai	August	November	Februar
Juni	September	Dezember	März

Erreichte Punktzahl (max. 4)

4 Die Domänen des geriatrischen Assessments

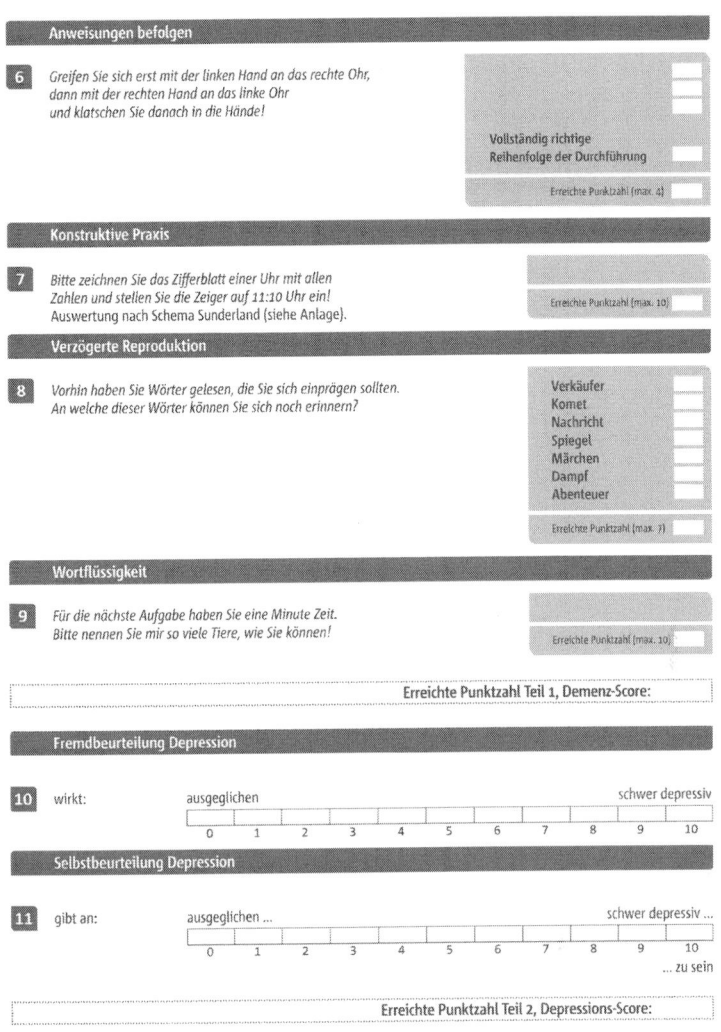

Anweisungen befolgen

6 Greifen Sie sich erst mit der linken Hand an das rechte Ohr, dann mit der rechten Hand an das linke Ohr und klatschen Sie danach in die Hände!

Vollständig richtige Reihenfolge der Durchführung

Erreichte Punktzahl (max. 4)

Konstruktive Praxis

7 Bitte zeichnen Sie das Zifferblatt einer Uhr mit allen Zahlen und stellen Sie die Zeiger auf 11:10 Uhr ein! Auswertung nach Schema Sunderland (siehe Anlage).

Erreichte Punktzahl (max. 10)

Verzögerte Reproduktion

8 Vorhin haben Sie Wörter gelesen, die Sie sich einprägen sollten. An welche dieser Wörter können Sie sich noch erinnern?

Verkäufer
Komet
Nachricht
Spiegel
Märchen
Dampf
Abenteuer

Erreichte Punktzahl (max. 7)

Wortflüssigkeit

9 Für die nächste Aufgabe haben Sie eine Minute Zeit. Bitte nennen Sie mir so viele Tiere, wie Sie können!

Erreichte Punktzahl (max. 10)

Erreichte Punktzahl Teil 1, Demenz-Score:

Fremdbeurteilung Depression

10 wirkt: ausgeglichen — schwer depressiv

0 1 2 3 4 5 6 7 8 9 10

Selbstbeurteilung Depression

11 gibt an: ausgeglichen ... — schwer depressiv ...

0 1 2 3 4 5 6 7 8 9 10

... zu sein

Erreichte Punktzahl Teil 2, Depressions-Score:

Name

Alter (Jahre)

Datum

Test zur **F**rüherkennung
von **D**emenzen mit
Depressionsabgrenzung

Bitte zeichnen Sie das Zifferblatt einer Uhr mit allen Zahlen und stellen Sie die Zeiger auf 11:10 Uhr ein!

Abb. 4.4: TFDD (Erstveröffentlichung in: Ihl et al. 2000. © Dr. Willmar Schwabe GmbH & Co.KG. Die Darstellung des TFDD erfolgt mit freundlicher Genehmigung der Dr. Willmar Schwabe GmbH & Co. KG, www.schwabe.de)

Der DemTect umfasst mehrere Subtests. Zunächst wird eine Wortliste mit zehn Begriffen zweimal abgefragt. Der zweite Subtest verlangt die Umwandlung von zwei ausgeschriebenen Zahlwörtern in eine Ziffernfolge sowie das Ausschreiben von zwei Zifferfolgen als Zahlworte. Der dritte Subtest erfasst die semantische Wortflüssigkeit als eine Exekutivfunktion dadurch, dass innhalb von einer Minute so viele Gegenstände wie möglich aufgezählt werden sollen, die in einem Supermarkt erworben werden können. Subtest vier verlangt das rückwärtige Wiederholen von immer länger werdenden Zahlenreihen. Dabei hat der Patient zwei Versuche. Die Länge der zuletzt korrekt wiedergegebenen Zahlenreihe wird vermerkt. Als fünfter Subtest wird das verzögerte Erinnern durch Abfrage der zehn Begriffen aus Subtest eins geprüft.

Die Subtests des DemTect, die verzögertes Erinnern und die semantische Wortflüssigkeit erfassen (Beeri et al. 2006), hatten in Bezug auf die Diagnose einer Demenz die höchste Sensitivität und Spezifität mit 92–93 % bzw. 76–81 % (Kalbe et al. 2004).

4.4.2.10 Mementool

Das Mementool (Mild Executive and Memory Impairment Evaluation Tool) umfasst den Uhrentest und die drei folgenden Fragen:

- Haben Sie in der letzten Zeit erlebt, dass Ihre Fähigkeit, sich neue Dinge zu merken, nachgelassen hat?
- Haben Angehörige oder Freunde Bemerkungen gemacht, dass Ihr Gedächtnis schlechter geworden sei?
- Sind Sie in Ihrem Alltag durch die Gedächtnis- oder Konzentrationsschwierigkeiten beeinträchtigt?

Bei Bejahung der jeweiligen Fragen kann gezielt nach Art, Ausmaß und Häufigkeit der Schwierigkeiten gefragt werden. Eine einzige Fehlleistung in einem Monat ist sicher nicht alltagsrelevant. Depression (»Fühlten Sie sich im letzten Monat oft niedergeschlagen, deprimiert oder hoffnungslos?«) und Antriebsstörung (»Haben Sie im letzten Monat oft weniger Interesse oder Freude verspürt, Dinge zu unternehmen?«) sollten immer miterfasst werden, da sie oft erste Anzeichen einer Demenzerkrankung vor allem bei den subkortikalen Demenzformen sind.

Teil B Assessmentverfahren

DemTect® A

Name: _____ Untersuchungsdatum: _____

Geschlecht: w ☐ m ☐   geb.: _____ Alter: _____

Schulbildung: _____ Beruf (evtl. vor Rente): _____

1) Wortliste   **Punkte laut Umrechnungstabelle**

Teller	Hund	Lampe	Brief	Apfel	Hose	Tisch	Wiese	Glas	Baum
☐	☐	☐	☐	☐	☐	☐	☐	☐	☐

Teller	Hund	Lampe	Brief	Apfel	Hose	Tisch	Wiese	Glas	Baum
☐	☐	☐	☐	☐	☐	☐	☐	☐	☐

Richtig erinnerte Begriffe (max. 20) ☐   ☐

2) Zahlen umwandeln (siehe Rückseite)

Richtige Umwandlungen (max. 4) ☐   ☐

3) Supermarktaufgabe (1 Min.)

☐ ☐ ☐ ☐   ☐ ☐ ☐ ☐   ☐ ☐ ☐ ☐
☐ ☐ ☐ ☐   ☐ ☐ ☐ ☐   ☐ ☐ ☐ ☐

Genannte Begriffe (max. 30) ☐   ☐

4) Zahlen rückwärts

1. Versuch	2. Versuch	
7-2	8-6	☐ 2
4-7-9	3-1-5	☐ 3
5-4-9-6	1-9-7-4	☐ 4
2-7-5-3-6	1-3-5-4-8	☐ 5
8-1-3-5-4-2	4-1-2-7-9-5	☐ 6

Längste richtig rückwärts wiederholte Zahlenfolge (max. 6) ☐   ☐

5) Erneute Abfrage der Wortliste

Teller	Hund	Lampe	Brief	Apfel	Hose	Tisch	Wiese	Glas	Baum
☐	☐	☐	☐	☐	☐	☐	☐	☐	☐

Richtig erinnerte Begriffe (max. 20) ☐   ☐

Gesamtpunktzahl ☐

Auswertung und Interpretation

Gesamtpunktzahl	Diagnose	Handlungsempfehlung
13–18	altersgemäße kognitive Leistung	nach 12 Monaten bzw. beim Auftreten von Problemen erneut testen
9–12	leichte kognitive Beeinträchtigung	nach 6 Monaten erneut testen – Verlauf beobachten
≤ 8	Demenzverdacht	weitere diagnostische Abklärung, Therapie einleiten

DemTect® ©ProLog

DemTect® Umrechnungstabellen

Umrechnung der Einzelergebnisse in Punkte

DemTect® A+B

1. Wortliste

Anzahl genannter Begriffe		Punkte
< 60 Jahre	≥ 60 Jahre	
≤ 7	≤ 6	0
8-10	7-8	1
11-12	9-10	2
≥ 13	≥ 11	3

DemTect® A+B

2. Zahlen umwandeln

Anzahl genannter Begriffe		Punkte
< 60 Jahre	≥ 60 Jahre	
0	0	0
1-2	1-2	1
3	3	2
4	4	3

DemTect® A

3. Supermarktaufgabe

Anzahl genannter Begriffe		Punkte
< 60 Jahre	≥ 60 Jahre	
0-12	0-5	0
13-15	6-9	1
16-19	10-15	2
≥ 20	≥ 16	4

DemTect® B

3. Tiere nennen

Anzahl genannter Begriffe		Punkte
< 60 Jahre	≥ 60 Jahre	
0-11	0-4	0
12-14	5-8	1
15-18	9-14	2
≥ 19	≥ 15	4

DemTect® A+B

4. Zahlenfolge rückwärts

Anzahl genannter Begriffe		Punkte
< 60 Jahre	≥ 60 Jahre	
0	0	0
2-3	2	1
4	3	2
≥ 5	≥ 4	3

DemTect® A+B

5. verzögerter Abruf

Anzahl genannter Begriffe		Punkte
< 60 Jahre	≥ 60 Jahre	
0	0	0
1-3	1-2	1
4-5	3-4	2
≥ 6	≥ 5	5

Auswertung für die unter 40-Jährigen (40 -) und die über 80-Jährigen (80 +) für den DemTect® A

Alters-gruppe	Subtests										
	Wortliste		Zahlen umwandeln		semantische Wortflüssigkeit		Zahlenspanne rückwärts		verzögerter Abruf	
	RW	TW	RW	TW	RW	TW	RW	TW	RW	TW
40 -	≤ 9	0	1	0	≤ 17	0	≤ 2	0	≤ 4	0
	10 - 11	1	2	1	18 - 22	1	3	1	5	1
	12 - 13	2	3	2	23 - 27	2	4	2	6	2
	≥ 14	3	4	3	≥ 28	4	5	3	7	3
									≥ 8	5
80 +	≤ 6	0	0	0	≤ 4	0	0	0	0	0
	7 - 8	1	1 - 2	1	5 - 9	1	1 - 2	1	1	1
	9	2	3	2	10 - 14	2	3	2	2 - 3	2
	≥ 10	3	4	3	≥ 15	4	≥ 4	3	≥ 4	5

Kessler et al. Fortschr Neurol Psychiatr 2014; 82: 640-645

Abb. 4.5: Die Subtests des DemTect-A® (Calabrese et al. 2019, © ProLog, Therapie- und Lernmittel GmbH)

Es ist ein wichtiger Teil der Demenzdiagnose, ebenfalls zu erfassen, ob vorliegende kognitive Störungen einen gewissen Schweregrad erreichen und ob sie (und nicht z. B. eine Depression) signifikante Auswirkungen auf die Alltagsbewältigung sowie die beruflichen und sozialen Fähigkeiten haben.

Die Abschätzung des Schweregrades und die Auswirkungen auf die Alltags-, berufliche und soziale Kompetenz soll mit Hilfe des Mementools erfasst werden.

4.4.2.11 Informant Questionnaire on Cognitive Decline in the Elderly (IQCODE)

Der Informant Questionnaire on Cognitive Decline in the Elderly (IQ-CODE) ist ein Fremdbeurteilungsbogen. Der Fremdanamnese kommt für die Beurteilung der Alltagsrelevanz und der Veränderung einer Demenz eine zentrale Bedeutung zu (Ehrensperger et al. 2010). Der sieben Items umfassende Bogen dient der Fremdbeurteilung der geistigen Leistungsfähigkeit von älteren Personen und wird von einer Bezugsperson ausgefüllt. Das Beurteilungsintervall beträgt zwei Jahre.

Die sieben Items sind in Tabelle 4.15 dargestellt (▶ Tab. 4.15). Jedes der Items soll in seiner aktuellen Ausprägung (Zeitraum der letzten 14 Tage) im Vergleich zu einem Zustand davor auf einer fünfstufigen Skala von 1 (viel besser) bis 5 (viel schlechter) bewertet werden. Die Punktesumme umfasst einen Bereich von 5–35. Eine hohe Punktzahl bedeutet eine ausgeprägte Störung. Als Grenzwert für den Verdacht auf eine kognitive Beeinträchtigung gilt ein Wert von 23 Punkten. Der IQCODE-Score wird aus dem Quotienten der Punktesumme und der Anzahl der beantworteten Items gebildet. Hier gilt ein Wert von 3,29 und mehr als auffällig.

4.4.2.12 Consortium to Establish a Registry for Alzheimer's Disease (CERAD)

Ziel des Consortium to Establish a Registry for Alzheimer's Disease (CERAD) war das Erstellen einer standardisierten neuropsychologischen Testbatterie, damit einerseits frühzeitig eine verlässliche Diagnose gestellt

Tab. 4.15: Items der deutschsprachigen, kurzen Version des Informant Questionnaire on Cognitive Decline in the Elderly (Short IQCODE)

	viel besser	ein bisschen besser	unverändert	ein bisschen schlechter	viel schlechter
1. Sich an Dinge erinnern, die Familienmitglieder und Freunde betreffen (z. B. Geburtstage, Adressen, Berufe).	☐	☐	☐	☐	☐
2. Sich an vor kurzem stattgefundene Ereignisse erinnern.	☐	☐	☐	☐	☐
3. Sich an vor einigen Tagen stattgefundene Unterhaltungen erinnern.	☐	☐	☐	☐	☐
4. Wissen, welcher Tag und Monat es ist.	☐	☐	☐	☐	☐
5. Sachen wiederfinden, die an einem anderen Ort als üblich aufbewahrt werden.	☐	☐	☐	☐	☐
6. Neue Dinge im Allgemeinen zu lernen.	☐	☐	☐	☐	☐
7. Finanzielle Dinge zu regeln wissen (Rente, Überweisungen, Bankgeschäfte usw.).	☐	☐	☐	☐	☐

und der Verlauf einer Demenz erfasst werden können und andererseits die Vergleichbarkeit zwischen verschiedenen Zentren geschaffen wird (Luck et al. 2009).

Die CERAD-Testbatterie besteht aus insgesamt acht Subtests. Diese Subtests erfassen kognitive Leistungen, die in der Regel bei einer Demenz beeinträchtigt sind. Die jeweiligen Subtests lauten Wortflüssigkeit, Benennen (modifizierter Bosten Naming Test), Mini-Mental-Status-Test, konstruktive Praxis, konstruktive Praxis Abrufen, Wortliste Gedächtnis, Wortliste Abrufen und Wortliste Wiedererkennen.

In einer deutschen Normierungsstudie erwiesen sich die Subtests Wortflüssigkeit und Wortliste Abrufen als besonders sensitiv für das Erkennen von kognitiven Einschränkungen und der Frühform einer Demenz (Wolfsgruber et al. 2014).

Die CERAD-Testbatterie wurde in mehrere Sprachen übersetzt und für verschiedene Kulturkreise validiert und normiert (Beeri et al. 2006). Die Inter-Rater-Reliabilität ist mit kappa-Werten zwischen 0,77 und 1,0 sehr gut. Die Test-Retest-Reliabilität zeigt für den Zeitraum von einem Monat Korrelationskoeffizienten zwischen 0,7 und 0,89 (Tariot et al. 1995).

Bei der Interpretation der Ergebnisse müssen Alter, Bildungsgrad und Geschlecht berücksichtigt werden. Durch die auch für den deutschsprachigen Raum erfolgte Normierung besteht die Möglichkeit der soliden Einschätzung von kognitiven Leistungen älterer Menschen.

Bevor die CERAD-Testbatterie angewendet werden kann, muss der Untersucher in die Handhabung eingearbeitet werden. Die Testung einer älteren Person dauert etwa 30–45 Minuten. Daher kann die CERAD-Testbatterie nicht bei jedem Patienten zur Anwendung kommen. Durch entsprechende Screeningtests müssen deshalb Personen mit einer hohen Prätestwahrscheinlichkeit für kognitive Probleme identifiziert werden.

4.4.2.13 Alzheimer's Disease Assessment Scale (ADAS)

Die Alzheimer's Disease Assessment Scale (ADAS) ist eine Testbatterie zur Erkennung einer Demenz vom Alzheimertyp und deren Schweregrad (Mohs et al. 1983). Für diese Testbatterie wurden aus 40 geeignet erscheinenden Subtests auf der Basis von Reliabilität und Validität 21 Subtests ausgewählt. Diese Testbatterie gilt als Standard zur Beurteilung von Therapieeffekten bei der Behandlung von Demenzerkrankungen (Kueper et al. 2018).

Die Durchführung der Untersuchung dauert etwa 45 Minuten. Die ADAS-Testbatterie ist aus zwei Teilen aufgebaut. Der erste Teil (ADAScog) prüft kognitive Leistungen und beinhaltet die Subtests Aufforderungen befolgen, Verstehen, Benennen, Orientierung, konstruktive Praxis, Wortliste Gedächtnis, Wortliste Wiedererkennen.

Der zweite Teil beurteilt durch Beobachtung das Verhalten der Testperson in den drei Bereichen Depressivität, psychotische Symptome und Verhalten.

Die Ergebnisse beider Bereiche werden separat zu Summenscores aufaddiert, so dass eine Bewertung der Kognition und der nicht kognitiven Störungen separat erfolgen kann. Der Gesamtscore wird aus der Summe der beiden Subscores gebildet.

Die ADAS liegt in fünf verschiedenen Versionen vor. Nachteilig ist, dass keine Grenzwerte verfügbar sind. Aus der Alltagspraxis werden jedoch Grenzwerte für den kognitiven Teil von 10 bzw. 12 Punkten angenommen.

Es ist allgemein akzeptiert, dass die ADAS die Konversion von einer milden kognitiven Beeinträchtigung und einer Demenz mit ausreichender Zuverlässigkeit erfasst. Der Gesamtscore für den kognitiven Teil reicht von 0–70, für den nicht kognitiven Teil von 0–50. Höhere Werte bedeuten geringere Leistungen und damit größere kognitive Einschränkungen.

In einer Studie konnten die Teilnehmer mit nicht kognitiven Einschränkungen von Menschen mit Demenz sicher unterschieden werden (Nogueira et al. 2018). Weniger deutlich war allerdings die Abgrenzung von Personen mit milder kognitiver Beeinträchtigung. In dieser Studie betrugen die mittels ROC-Analyse bestimmten Grenzwerte für eine milde kognitive Beeinträchtigung mehr als acht Punkte (Sensitivität 58 %, Spezifität 91 %) und für eine Demenz 12 und mehr Punkte (Sensitivität 94 %, Spezifität 98 %). Andere Autoren nennen 15 Punkte als Grenzwert (Youn et al. 2002).

ADAS ist ein valides und reliables Instrument zum Assessment kognitiver Einschränkungen und sowohl zur Diagnostik wie auch für den Verlauf einer Demenzerkrankung geeignet. Nachteilig ist, dass depressive Symptome bei ADAScog nicht erfasst werden. Hierdurch besteht die Gefahr, dass depressive Personen als dement klassifiziert werden könnten.

Um die Sensitivität weiter zu erhöhen, wurde die Testbatterie modifiziert (Lowe et al. 2015). Es ist jedoch nicht klar, ob dies eine wirkliche Verbesserung der Gütekriterien des ADAS bedeutet. Diese Modifikationen erschweren zudem die Vergleichbarkeit von Patienten.

Im Vergleich zur CERAD-Testbatterie enthält die ADAS-Testbatterie mit Ausnahme der Testung der Wortflüssigkeit und des Abrufens der konstruktiven Praxis ähnliche Subtests.

Die Tabelle 4.16 zeigt eine Übersicht der Inhalte der jeweiligen Testverfahren zur Abklärung einer Hirnleistungsstörung (▸ Tab. 4.16).

Tab. 4.16: Synopsis der Repräsentation kognitiver Domänen in zehn kognitiven Testverfahren bzw. Testbatterien

Kognitiver Bereich	MMSE	3MS	SIS	Mini-Cog	Uhrzeichen-test	TFDD	MoCA	DemTect	ADAS-cog	CERAD
Gedächtnis										
• semantisch	-	+	-	+	+	+	+	-	+	+
• Kurzzeit	+	++	+	+	-	+++	+++	+++	++	+++
• Langzeit	-	-	-	-	-	-	-	-	-	-
Visuo-räumliche Fähigkeiten	+	+	-	++	++	++	+++	-	+++	+++
Exekutivfunktion	-	+++	-	+	+	+++	+++	+++	++	+++
Orientierung	+++	+++	+	-	-	+++	+++	-	+++	+++
Aufmerksamkeit	++	++	-	+	+	++	+++	+++	+++	+++
Sprache	++	++	-	-	-	-	++	-	+++	+++
ungefähre Testdauer (Min.)	8–20	10	2	3	2–4	10	10	10	20–40	30–45

4.5 Depression und Emotion

4.5.1 Assessment depressiver Episoden im höheren Lebensalter

Eine depressive Episode ist durch gedrückte Stimmung, Traurigkeit, Freud- und Interesselosigkeit sowie somatische und kognitive Symptome charakterisiert.

Sie belastet den Patienten und seine Angehörigen, beeinträchtigt die Lebensqualität, erhöht Morbidität und Mortalität und belastet das Gesundheitswesen (Kaup et al. 2016). Tritt eine depressive Episode erstmals im höheren Lebensalter auf, wird sie als *late-life depression* (LLD) bezeichnet. Etwa 10–15 % der zu Hause lebenden älteren Menschen haben relevante depressive Symptome. Dabei ist die Detektionsrate niedrig. Ein wesentlicher Grund dafür ist das im Alter veränderte Erscheinungsbild mit führender Somatisierung (Unützer 2007).

Da auch ältere Patienten von einer frühzeitigen Diagnosestellung und Behandlung profitieren, ist ein Screening gerechtfertigt. Die Diagnose einer depressiven Episode wird nach dem Diagnostic and Statistical Manual (DSM-V) im Rahmen eines strukturierten klinischen Interviews gestellt (Goldstandard). Dabei müssen wenigstens fünf der neun folgenden Hauptkriterien erfüllt sein:

- Gedrückte Stimmung
- Freudlosigkeit
- Schlaflosigkeit oder Schläfrigkeit tagsüber
- Psychomotorische Agitiertheit oder Apathie
- Gewichtsverlust, Gewichtszunahme, Appetitverlust oder gesteigerter Appetit
- Energielosigkeit, Fatigue
- Gefühl der Wertlosigkeit, Schuldgefühle
- Eingeschränktes Denkvermögen, Konzentrationsschwierigkeiten
- Todeswunsch, Selbstmordgedanken, Suizidversuch

4.5.2 Assessmentinstrumente zur Erfassung von Emotion und Depressivität

Zur Erfassung einer depressiven Episode können grundsätzlich zwei Arten von Messverfahren unterschieden werden. Einerseits existiert eine Vielzahl von Screeninginstrumenten, die in der Regel auf einer Selbstbeurteilung beruhen. Andererseits stehen strukturierte klinische Interviews zur Verfügung. Die Durchführung dieser Verfahren ist aber nur sinnvoll, wenn eine ausreichende kognitive Leistungsfähigkeit gegeben ist. Die Anwendung von Screeningtests zur Depressionserfassung macht bei fortgeschritten Demenzkranken keinen Sinn mehr (Boyle et al. 2011). Hier sind Fremdbeurteilungsverfahren und der klinische Eindruck im geriatrischen Team besser geeignet.

Das Assessment bei einer vermuteten depressiven Episode ist mehrstufig. Als erste Stufe dienen Screeningtests. Mit ihrer Hilfe soll eine verdächtige Symptomatik aufgedeckt werden. In der nächsten Stufe erfolgen die Sicherung der Diagnose und deren Schweregradeinschätzung durch ein strukturiertes Interview. Die dritte Stufe beschreibt die wesentliche klinische Symptomatik, die als Basis zur Verlaufsbeurteilung wichtig ist. Die vierte und letzte Stufe dient der Verlaufsbeurteilung (Fortney et al. 2018).

Das Aufdecken einer depressiven Episode erfordert Geschick und Taktgefühl, Zeit und ernsthaftes Bemühen. Daher sollte das Vorgehen aus einem validierten Screeningtest bestehen, an den sich bei einem auffälligen Ergebnis ein strukturiertes klinisches Interview anschließt.

Das Screening auf eine depressive Episode ist obligater Bestandteil eines umfassenden geriatrischen Assessments.

4.5.2.1 Patient Health Questionnaire (PHQ-9)

Das Patient Health Questionnaire (PHQ-9) besteht aus neun Items, deren Auswahl sich an den neun Hauptkriterien einer depressiven Episode nach DSM-V orientiert. Jedes Item wird je nach Ausprägungsgrad mit 0–3 Punkten bewertet. Der Gesamtscore liegt zwischen 0 und 27 Punkten. Der Proband wird gebeten, die letzten beiden Wochen zu beurteilen. Scorewerte von 5, 10, 15 und 20+ werden als Verdacht auf eine milde, moderate, moderat-schwere und schwere depressive Episode gewertet. Für einen

Grenzwert von 10 und mehr Punkten werden die Sensitivität und die Spezifität für eine depressive Episode mit jeweils 88 % angegeben (Kroenke et al. 2001).

Das PHQ-9 bietet zahlreiche Vorteile. Die Skala ist frei verfügbar, gut verständlich, leicht anwendbar und einfach auszuwerten. Zudem werden die ersten beiden Fragen des PHQ-9 als ultrakurzes Screening (PHQ-2) verwendet. Nur wenn eine dieser beiden Fragen bejaht wird oder wenn bei Verwendung der ursprünglichen Itembewertung (0–3) für beide Fragen ein Summenscore 3 oder mehr resultiert, sollen auch die sieben weiteren Items beantwortet werden. Die Sensitivität und Spezifität für diese Ultrakurzversion betragen 61–88 % bzw. 92 % (Arroll et al. 2003, 2010).

Das PHQ-9 kann auch zur Verlaufskontrolle einer depressiven Episode und zur Beurteilung des Ansprechens auf eine Therapie verwendet werden (Phelan et al. 2010). Die interne Konsistenz ist mit einem Alphawert von 0,88 hoch. Zudem kann das PHQ-9 valide in Form eines Telefoninterviews angewendet werden (Pinto-Meza et al. 2005).

4.5.2.2 Hospital Anxiety and Depression Scale (HADS)

Die Hospital Anxiety and Depression Scale (HADS) ist ein Selbstbeurteilungsfragebogen, der zur Erfassung von Angstsymptomen und depressiven Symptomen konzipiert wurde (Zigmond und Snaith 1983). Die Skala besteht aus 14 Fragen, die jeweils vierstufig mit 0–3 bewertet werden. Sieben Items beziehen sich auf Angstsymptome und sieben weitere Items auf depressive Symptome. Eine deutsche Version ist verfügbar. Die Items der HADS verzichten bewusst auf die Erfassung somatischer Symptome, damit das Ergebnis nicht durch körperliche Krankheiten oder Symptome beeinflusst wird.

Der Summenscore hat für jeden der beiden Bereiche einen Umfang von 0–21 Punkten. Höhere Werte weisen auf eine ausgeprägtere Symptomatik hin. Werte von 11 und mehr gelten als auffällig, der Bereich von 8–10 als grenzwertig.

Die HADS wurde an Bevölkerungsstichproben sowie kardiologischen Patienten normiert. Die Skala ist valide mit Werten für Cronbachs α von 0,8. Auch die Retest-Reliabilität erreicht über einen Zeitraum von zwei

Wochen Werte von mehr als 0,8. Die Angaben zur Sensitivität und Spezifität erreichen jeweils 80 %.

Auch für ältere Menschen (Altersspanne 65–80 Jahre) verfügt die HADS über eine gute interne Konsistenz (Cronbachs $\alpha = 0{,}87$ für Depression bzw. 0,81 für Angst) (Djukanovic et al. 2017).

Die Skala ist angesichts einer Bearbeitungsdauer von fünf Minuten und einer Auswertedauer von einer Minute sehr ökonomisch.

4.5.2.3 Depressionsskala nach Zung

Die Depressionsskala nach Zung wurde 1965 entwickelt und zwischenzeitlich nicht verändert (Jonghe und Baneke 1989). Sie besteht aus 20 Aussagen, bei denen der Patient gebeten wird, anzugeben, ob und wie häufig diese Aussagen in den letzten beiden Wochen zutrafen. Jede Aussage wird auf einer vierstufigen Skala von 1 (nie) bis 4 (meistens, oft) bewertet. Die Summe der jeweiligen Einzelbewertungen ergibt einen Gesamtscore. Dieser Gesamtscore umfasst einen Bereich von 20–80 Punkten. Ein Summenscore von bis zu 39 Punkten gilt als normal, ein Wert von 40–47 Punkten als milde, ein Wert von 48–55 Punkten als moderat und ein Wert von 56 und mehr Punkten als schwer.

Der Summenscore kann durch die folgende Umrechnung in einen standardisierten Wert konvertiert werden, den sog. SDS-Index ([Antwortsumme x 100] / 80 [Bereich von 25–100]). Ein SDS-Index-Wert ≤ 50 spricht gegen das Vorliegen einer Depression. Im Bereich von 51–59 Punkten spricht man hingegen von einer leichten Depression. Mäßig bis schwer ist die Depression bei Werten zwischen 60–69. Bei 70 und mehr Punkten muss von einer eindeutig schweren Depression ausgegangen werden.

Die Zung-Skala unterscheidet zwischen depressiven und nicht depressiven Personengruppen. Die individuelle Beurteilung kann jedoch aufgrund der sich überlappenden Scorewerte schwierig sein. Die Rate falsch negativer Werte wird für einen Grenzwert von 50 % mit 6 % angegeben (Jonghe und Baneke 1989).

Sensitivität und Spezifität der Zung-Skala betragen bei einem Grenzwert von 39 Punkten für ältere zu Hause lebende Personen 79 % und 72 % für die Aufdeckung einer depressiven Episode (Jokelainen et al. 2019).

4.5.2.4 Depression-im-Alter-Skala (DIA-S)

Die Depression-im-Alter-Skala (DIA-S) ist ein Screeninginstrument zur Selbstbeurteilung. Die DIA-S besteht aus zehn Items, die dichotomisiert mit ja oder nein beantwortet werden. Diese Skala ist so konzipiert, dass sie sich einerseits an der Definition einer Depression orientiert, andererseits aber alltagspraktisch und in der Geriatrie anwenderfreundlich bleibt (Heidenblut und Zank 2010).

Die Items der Skala sind kurz und gut verständlich. Zudem wurden einzelne Items den Bedürfnissen und Fähigkeiten geriatrischer Patienten angepasst. Die DIA-S wurde in der stationären Geriatrie validiert. Sie verfügt über eine hohe interne Konsistenz (Cronbachs $\alpha = 0{,}84$) und zeigt bessere Werte als die zeitgleich durchgeführte GDS-15 (Cronbachs $\alpha = 0{,}75$) (Heidenblut und Zank 2010).

Die DIA-S korreliert hoch mit der geriatrischen Depressionsskala (GDS-15). Die Sensitivität und Spezifität für die Verdachtsdiagnose einer depressiven Episode beträgt bei stationären geriatrischen Patienten bei einem Grenzwert von mehr als drei Punkten 82 % bzw. 79 %. Die DIA-S ist damit ein gut geeignetes Screeningverfahren zur Ermittlung einer depressiven Episode bei stationären Geriatriepatienten und ist der GDS-15 bezüglich Testökonomie, Sensitivität und Spezifität überlegen (Heidenblut und Zank 2010).

4.5.2.5 Geriatrische Depressionsskala (GDS)

Die geriatrische Depressionsskala (GDS) ist eine 30 Items umfassende Selbstbeurteilungsskala. Sie wurde für ältere Menschen konzipiert und wird bei multimorbiden Personen und bei Menschen mit leichter bis mittelschwerer Demenz eingesetzt (Yesavage et al. 1982). Die Antworten erfolgen binär mit ja oder nein und sind sehr patientenfreundlich. Die interne Konsistenz (Cronbachs $\alpha = 0{,}94$) und die Test-Retest-Reliabilität (0,86) sind hoch.

Die Auswahl der Items erfolgte so, dass somatische Inhalte vermieden wurden, um eine Vermischung mit körperlichen Beschwerden bei multimorbiden Patienten zu vermeiden. Der Gesamtscore ergibt sich aus der

Addition der Einzelantworten und reicht von 0–30. Höhere Werte bedeuten eine ausgeprägtere Depression. Bei einem Grenzwert von elf und mehr Punkten liegen die Sensitivität der GDS-30 für eine depressive Episode bei 92 % und die Spezifität bei 89 %. Der positive und der negative prädiktive Wert liegen bei 56 % bzw. 99 %.

Zahlreiche Modifikationen der GDS sind verfügbar. Die am häufigsten verwendete Version der GDS ist die 15 Items umfassende GDS-15. Der Cut-Off-Wert liegt bei mehr als fünf Punkten. Um den Zeitaufwand für die Durchführung der GDS weiter zu reduzieren und die Akzeptanz für deren Anwendung zu erhöhen, wurden noch kürzere Versionen entwickelt. Kurzversionen mit 1–10 Items sind verfügbar (Pocklington et al. 2016). In einer Untersuchung an deutschen Altenheimbewohnern war eine 8-Item-Version ähnlich aussagefähig wie die 15-Item-Version. Eine 4-Item-Version wurde aufgrund einer Sensitivität von 54 % bei einem Cut-Off-Wert von 1/2 als nicht empfehlenswert eingeordnet (Allgaier et al. 2011). Bei einem Cut-Off-Wert von 0/1 steigt die Sensitivität auf 88 %.

Beim Assessment der Stimmung/Emotion geriatrischer Patienten bietet es sich an, bei Personen ohne klinischen/anamnestischen Hinweis auf Depression die GDS-5 unter Verwendung der Items 1, 4, 8, 9 und 12 der GDS-15 einzusetzen. Bei maximal einem Punkt ist keine weitere Untersuchung notwendig, ansonsten wird z. B. die GDS-15 komplett erhoben, um den Anteil falsch positiver Ergebnisse so gering wie möglich zu halten.

4.5.2.6 WHO-5-Wohlbefindens-Index (WHO-5)

Der WHO-5-Wohlbefindens-Index (WHO-5) ist ein fünf Items umfassender Fragebogen zur Selbstbeurteilung des globalen Wohlbefindens (Allgaier et al. 2013). Der Beurteilungszeitraum bezieht sich auf die vergangenen beiden Wochen. Die Items werden dabei auf einer sechsstufigen Skala von 0–5 bewertet, wobei höhere Werte einer positiven Antwort entsprechen. Der Gesamtscore (0–25) wird auf 100 % normiert. Ein Wert von weniger als 50 % gilt als auffällig.

Für geriatrische Patienten liegen zahlreiche Studien zur Anwendung des WHO-5-Index vor. Der direkte Vergleich des WHO-5-Index mit der GDS-15 zeigte in einer Studie bei einer Prävalenz einer depressiven Episode von

28 % keine signifikanten Unterschiede zwischen beiden Skalen. Die Sensitivität des WHO-5-Index betrug 92 % für einen Cut-Off von 50 % und war deutlich höher als die Sensitivität der GDS-15 mit 69 % bei einem Cut-Off-Wert von allerdings mehr als sieben Punkten. Der WHO-5-Index war insbesondere bei milden Formen einer depressiven Episode deutlich sensitiver als die GDS-15 (92 % vs. 54 %). Die Spezifität war für den WHO-5-Index und die GDS-15 mit 88 % bzw. 79 % vergleichbar (Allgaier et al. 2013).

Bei Heimbewohnern fanden sich für die WHO-5-Skala eine Sensitivität von 92 % und eine Spezifität von 74 %. Die entsprechenden Werte für die GDS-15 lauten 81 % und 67 % (Fejtkova 2010).

Der WHO-5 ist in der Durchführbarkeit ökonomischer und wird z. B. in der AWMF-S3-Leitlinie für die Detektion der unipolaren Depression (Nationale Versorgungsleitlinie, Registriernummer 005) empfohlen. Als Instrument zur Erfassung einer depressiven Episode ist der WHO-5-Index aufgrund seiner hohen Sensitivität auch für geriatrische Patienten geeignet (Topp et al. 2015).

4.5.2.7 Montgomery-Asberg-Depression-Rating-Scale (MADRS)

Die Montgomery-Asberg-Depression-Rating-Scale (MADRS) ist ein Fremdbeurteilungsverfahren zur Erfassung einer depressiven Verstimmung (Montgomery und Asberg 1979). Die Skala umfasst zehn Items, die auf einer siebenstufigen Skala von 0–6 bewertet werden. Der Gesamtscore umfasst damit einen Bereich von 0–60. Höhere Werte zeigen eine stärkere Depression an. Die folgenden Grenzwerte werden angegeben: 0–6 Punkte keine Depression, 7–19 Punkte leichte Depression, 20–34 Punkte mäßige Depression und mehr al 34 Punkte schwere Depression (Herrmann et al. 1998).

Die Bearbeitungszeit wird mit 10–15 Minuten angegeben. Die MADRS ist valide, korreliert sehr gut mit der Hamilton Depression Rating Scale (HAM-D) und hat eine gute Inter-Rater-Reliabilität sowie Änderungssensitivität (Montgomery und Asberg 1979). Ihre Anwendung hat sich auch im Screening bei älteren Menschen (65+) bewährt. Ein Vergleich der MADRS mit der HAM-D ergab bei älteren Menschen eine Sensitivität und Spezifität für die MADRS von 91 % und 92 % und für die HAM-D von 75 % und 95 % (Mottram et al. 2000). Der Beurteilungszeitraum bezieht sich bei der MADRS auf die vergangene Woche.

4.6 Assessment des Ernährungsstatus

Eine qualitativ und quantitativ ausreichende Ernährung ist wichtig zum Erhalt der Gesundheit und zur Überwindung von Krankheiten und der Folgen.

Der Ernährungsstatus älterer Menschen wird von einer Vielzahl von Faktoren beeinflusst. Hierzu gehören unter anderem der sozioökonomische Status sowie psychologische, biologische und iatrogene Faktoren. Dies erklärt auch die große Zahl an Risikofaktoren für eine Mangelernährung.

4.6.1 Globale Einschätzung der Ernährung

Ein oft verwendetes Maß zur Abschätzung des Ernährungsstatus ist der Body-Mass-Index (BMI). Er verfügt bei alten Menschen aber nur über eine sehr geringe Spezifität. Viel sensitiver ist die Frage nach einem unfreiwilligen Gewichtsverlust von 5 % über einen Monat oder von 10 % innerhalb der letzten sechs Monate.

Screeninginstrumente zur Ernährung beinhalten Items zu Appetit, Appetitverlust, Gewichtsverlust, BMI oder Fragen nach akuten Erkrankungen. Inwieweit ein Screening mehr Information liefert als die Verlaufsbeobachtung des Körpergewichtes ist noch unklar.

Als Folge der Unterernährung werden im Zusammenhang mit Krankheit oft eine erhöhte Morbidität, Mortalität sowie eine längere Krankenhausaufenthaltsdauer beobachtet. Es ist daher wichtig, eine Unterernährung früh genug zu erkennen und entsprechende Maßnahmen zu ergreifen.

Ursachen für die Unterernährung sind

1. Mangel an Klarheit der Verantwortung für die Organisation und den Einsatz der Ernährungstherapie
2. Ausbildungsmangel des Krankenhauspersonals bezüglich Ernährungstherapien
3. Minimaler Einfluss der Patienten auf Verpflegungsangebot und Ernährungstherapien
4. Mangel an Kooperation zwischen den einzelnen Fachleuten im Krankenhaus
5. Mangelnde administrative Unterstützung

Zahlreiche Assessmentinstrumente stehen für ein Screening, eine Quantifizierung und für eine Veränderungsmessung einschließlich einer Verlaufsbeurteilung zur Verfügung.

Die Beobachtung des Essenvorganges und das Wiegen der Nahrung sind sehr effiziente Methoden zur Abschätzung der aufgenommenen Nahrungsmenge. Verschiedene Methoden stehen hier zur Verfügung. Einmal können die Teller vor und nach dem Essen gewogen werden. Dies erlaubt die quantitative Erfassung der aufgenommenen Nahrung, ist aber aufwendig. Alternativ kann die aufgenommene Nahrungsmenge anhand der verbliebenen Reste auf den Tellern geschätzt werden. Hierzu wurden Tellerdiagramme entwickelt.

Der Vorteil der direkten Beobachtung ist die korrekte und valide Erfassung der aufgenommenen Nahrungsmenge. Der Nachteil dieser Methode ist, dass durch die Beobachtung das Verhalten des Patienten beeinflusst wird und die während einer Beobachtungsphase aufgenommene Nahrungsmenge nicht die unbeobachtete Realität widerspiegelt. Die Beobachtung der Nahrungsaufnahme korreliert sehr hoch mit der Erfassung der Nahrungsaufnahme durch Wiegen der Mahlzeiten (Gittelsohn et al. 1994). Diese Verfahren sind jedoch aufgrund des damit verbundenen Aufwandes realistischerweise nur in Einrichtungen und Krankenhäusern anwendbar (Barrett-Connor 1991).

Eine weitere Technik ist die konkrete Abfrage der während der letzten 24 Stunden aufgenommenen Nahrungsmenge. Für solch ein Interview mit freien Fragen benötigt ein trainierter Interviewer 30 bis 60 Minuten. Diese

Technik erfordert vom Patienten eine ausreichende kognitive Leistungsfähigkeit und ist daher nicht bei Demenzkranken anwendbar. Bei kognitiv nicht beeinträchtigten Personen liefert die Methode gute Ergebnisse (Block 1989). Allerdings ist sie aufgrund der erheblichen Variabilität der Angaben nicht präzise genug, um die durchschnittliche übliche Nahrungsaufnahme abzuschätzen oder eine Mangelernährung verlässlich zu erkennen (Beaton et al. 1979).

Eine weitere Methode ist das Führen eines Ernährungstagebuchs. In ein solches Tagebuch werden alle aufgenommenen Nahrungsmittel eingetragen. Das Tagebuch wird je nach Fragestellung über variable Zeiträume geführt. Dabei können die Mahlzeiten auch gewogen werden. Die Dokumentation sollte zeitnah zur jeweiligen Mahlzeit erfolgen (Lee-Han et al. 1989).

Das Ernährungstagebuch gilt als Goldstandard bei der Validierung anderer Methoden zum Assessment der Nahrungsaufnahme (Barrett-Connor 1991). Diese Methode erwies sich als reliabel über Zeiträume von einer Woche bis zu mehreren Monaten (Heady 1961).

Das Hauptproblem bei der selbstständigen Erfassung und Dokumentation der Nahrungsaufnahme ist das Unterschätzen der wirklich aufgenommenen Nahrungsmenge (Black und Cole 2001). Dieses Unterschätzen kann durch die Unterstützung durch einen Diätassistenten bei der Dokumentation reduziert werden. Der Vorteil dieser Methode ist die geringere Abhängigkeit von der Gedächtnisleistung und die Dokumentation über einen längeren Zeitraum. Hierdurch steigt die Repräsentativität der Angaben. Ein wesentlicher Nachteil dieser Methode ist die Adhärenz, d. h. das kontinuierliche Aufschreiben der jeweiligen Mahlzeiten. Zudem kann nicht ausgeschlossen werden, dass alleine durch die Dokumentation die Nahrungsaufnahme beeinflusst wird.

Der Diät-Diversitäts-Score erfasst die Zusammensetzung und damit die Qualität der aufgenommenen Nahrung. Diesem Score liegt die Annahme zugrunde, dass bestimmte Gruppen von Nahrungsmitteln überwiegend bestimmte und für den Organismus wichtige Inhaltsstoffe haben und damit den Bedarf eines Individuums decken können. Dabei werden die Nahrungsmittel auf dem Boden ihrer Zusammensetzung zu Gruppen (Getreide, Gemüse, Fleisch, Obst usw.) zusammengefasst. Die jeweilige Gruppe wird mit einem Punktwert belegt. Ein Summenscore gibt dann

Auskunft über die Qualität der Nahrung. Dieser Score wurde an 212 Studenten geprüft und erwies sich hier als sehr valide (Guthrie und Scheer 1981). Dieser Score ist von begrenzter Aussagefähigkeit bei gemischten Mahlzeiten oder Fast-Food. Auch wird die aufgenommene Nahrungsmenge nicht erfasst, sondern lediglich deren Zusammensetzung (Barrett-Connor 1991).

4.6.2 Assessmentinstrumente zur Erfassung der Ernährungssituation

Zahlreiche der hier vorgestellten Instrumente zum Assessment des Ernährungszustandes können kostenlos von der Homepage der Deutschen Gesellschaft für Ernährungsmedizin (www.DGEM.de, Zugriff am 05.05.2021) heruntergeladen werden.

4.6.2.1 Tellerdiagramm

Mit Hilfe eines Tellerdiagramms wird die bei jeder Hauptmahlzeit eingenommene Menge an Nahrung semiquantitativ geschätzt (Rüfenacht et al. 2006). Dazu wird der Teller in vier Quadranten eingeteilt. Beim Abräumen der Speisen schätzt die zuständige Mitarbeiterin, wie viele Anteile der servierten Mahlzeit gegessen wurden. Die entsprechende Menge wird in einem Tellerdiagramm (1/4-Teller genau) eingetragen (▶ Abb. 4.6). Aus diesem Diagramm ist jedoch nicht ersichtlich, welche Komponenten (Eiweiß, Fett etc.) der Patient gegessen hat. Das Diagramm erlaubt lediglich eine semiquantitative Schätzung der Nahrungszufuhr.

Das Tellerdiagramm wurde in einer sehr aufwendigen Studie mit Fotodokumentation und Abwiegen sowie Abschätzen der jeweilig aufgenommenen Kalorienmenge analysiert. Dabei fand sich zwischen dem ausgefüllten Tellerdiagramm und der zugeführten Energie und Hauptnährstoffen eine akzeptable Korrelation. Hinweise auf eine unzureichende Energiezufuhr über einen längeren Zeitraum liefern Tellerdiagramme dann, wenn anhaltend die Hälfte oder weniger als aufgenommen dokumentiert werden (Rüfenacht et al. 2010).

Bitte für eine Mahlzeit angeben

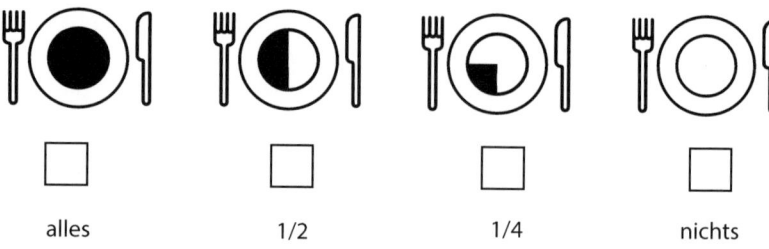

alles   1/2   1/4   nichts

Abb. 4.6: Beispiel eines Tellerdiagramms

Das Tellerdiagramm erhöht die Sensibilisierung des Pflegepersonals und der Ärzteschaft bezüglich der Nahrungszufuhr des Patienten. Tellerdiagramme in der Patientendokumentation sind unübersehbar und geben augenfällig und einfach Auskunft über den Verlauf der Nahrungszufuhr. Dadurch werden ein frühzeitiges Erkennen eines Ernährungsdefizits und das Ergreifen entsprechender Maßnahmen, wie z. B. das Einleiten einer Ernährungstherapie, möglich. Einschränkend muss erwähnt werden, dass durch den Einbezug verschiedener Personen bei der Anwendung des Tellerdiagramms eine gewisse Variabilität in der Erfassung besteht.

4.6.2.2 Malnutrition Universal Screening Tool (MUST)

Das Malnutrition Universal Screening Tool (MUST) wird eingesetzt, um eine Mangelernährung auf der Grundlage der Assoziation zwischen einem reduzierten Ernährungszustand und reduzierter Funktionalität aufzudecken. Er wurde validiert für die zu Hause lebenden älteren Menschen.

Das MUST hat eine hohe Reliabilität (Inter-Rater-Reliabilität: kappa = 0,88). Neuere Studien untersuchten die Anwendbarkeit des MUST in Pflegeheimen und Krankenhäusern. Auch hier fanden sich eine hohe Inter-Rater-Reliabilität, eine hohe Vorhersagevalidität für die Liegedauer, für die Mortalität und des Entlassungsortes. Die Inter-Rater-Reliabilität war für Ärzte, Pflegekräfte und Diätassistenten mit einem kappa-Wert von 0,67 akzeptabel. Die Anwendbarkeit im Klinikalltag ist sehr gut, da in einer Studie von 750 Neuaufnahmen 99 % erfolgreich gescreent werden konnten (Kondrup et al. 2002).

4.6.2.3 Nutrition Risk Screening (NRS)

Das Ziel des Aspen Nutrition Risk Screening (NRS) ist die Erfassung einer Malnutrition und des Risikos für eine Malnutrition bei Krankenhauspatienten (Kondrup et al. 2003). Das NRS enthält die Ernährungskomponenten des MUST sowie eine Angabe zur Krankheitsschwere. Das NRS ist valide, klinisch einfach und schnell anwendbar (Kondrup et al. 2003).

Zunächst werden die folgenden vier Screeningfragen gestellt:

- Ist der Body-Mass-Index $< 20,5$ kg/m^2? (ja/nein)
- Hat der Patient in den vergangenen drei Monaten an Gewicht verloren? (ja/nein)
- War die Nahrungszufuhr in der vergangenen Woche vermindert? (ja/nein)
- Ist der Patient schwer erkrankt? (z. B. Intensivtherapie) (ja/nein)

Wird eine dieser Fragen bejaht, erfolgt eine genauere Analyse. Hierzu wird der Umfang des Gewichtsverlustes und der Krankheitsschwere jeweils mit Punkten von 0 (keine) bis 3 (schwer) bewertet. Ein Lebensalter von mehr als 70 Jahren liefert einen weiteren Punkt. Erreicht ein Patient drei und mehr Punkte, liegt ein Ernährungsrisiko vor und ein Ernährungsplan sollte erstellt werden. Bei weniger als drei Punkten wird eine wöchentliche Wiederholung des Screenings vorgeschlagen.

Das NRS erwies sich bei einer retrospektiven Analyse mit Anwendung seiner Kriterien bei Teilnehmern an Ernährungsstudien als valide. Patienten mit positivem Screening profitierten funktionell von einer zusätzlichen Unterstützung bei der Ernährung (Kondrup et al. 2002).

4.6.2.4 Mini Nutritional Assessment (MNA)

Das Ziel des Mini Nutritional Assessments (MNA) ist die Erkennung einer Unterernährung bei älteren Menschen in Pflegeheimen, im Krankenhaus oder zu Hause (Beck et al. 1999). Das MNA ist das am weitesten verbreitete Instrument. Es wurde für ältere Menschen, Gebrechliche sowie für Krankenhauspatienten und Pflegeheimbewohner validiert. Das MNA ist ein akzeptables, zeitökonomisches und einfaches Screeninginstrument.

Das MNA ist eine Kombination aus Screening und Assessment. Der erste Teil des MNA ist zudem ein einfacher Screeningtest mit sechs Fragen, die sich auf die letzten drei Monate beziehen.

Das MNA besteht aus einem Fragebogen und einfachen anthropometrischen Messungen. Es umfasst 18 Fragen, die sich in die vier Bereiche Anthropometrie (BMI, Oberarmumfang, Wadenumfang, Gewichtsverlust), Allgemeinzustand (Appetit, Mobilität, akute Erkrankung, psychische Situation, Wohnsituation, Medikamenteneinnahme, Hautprobleme, Selbstständigkeit beim Essen), Ernährungsgewohnheiten (Anzahl der Mahlzeiten, Lebensmittelauswahl, Trinkmenge) und Selbsteinschätzung (subjektiver Gesundheits- und Ernährungszustand) aufteilen.

Für jede Frage sind mehrere Antwortmöglichkeiten vorgegeben, die jeweils mit Punkten bewertet werden. Die Punktsumme ergibt einen maximalen Gesamtwert von 30 Punkten. Aufgrund der erreichten Punktzahl erfolgt eine Einstufung in drei Klassen zum Ernährungszustand: ≥ 24 Punkte: zufriedenstellender Zustand, 17–23,5: Risikobereich für eine Mangelernährung, < 17 Punkte: schlechter Ernährungszustand, Mangelernährung.

Die sechs Fragen der Kurzform betreffen die Abnahme der Menge der Nahrungsaufnahme, einen Gewichtsverlust, Mobilität, psychische Belastungen, neuropsychologische Probleme sowie den aktuellen Body-Mass-Index. Kann der BMI nicht ermittelt werden, wird alternativ die Messung des Unterschenkelumfangs vorgeschlagen.

Die einzelnen Fragen werden mit Punkten von 0–2 bzw. 3 bewertet und zu einem Summenscore aufaddiert. Dieser Summenscore umfasst einen Bereich von 0–14. Zwölf und mehr Punkte zeigen einen normalen, 8–11 Punkte einen Risikostatus und weniger als acht Punkte eine Unterernährung an.

Die Kurzform (erster Teil des MNA) korreliert hoch mit dem Gesamtscore (Pearson's $r = 0{,}943$) und sagt das Ergebnis Unterernährung aus dem Gesamtscore mit einer Spezifität von 98 % und einer Sensitivität von 100 % und einer Genauigkeit von 99 % voraus (Rubenstein et al. 2001). Bei orthopädischen Patienten hatte die Kurzform eine Sensitivität von 100 % und eine Spezifität von über 69 % (Cohendy et al. 2001).

Bei einem Summenscore von weniger als zwölf Punkten im Screening schließt sich ein umfassenderes Assessment an. Dieses Assessment besteht aus zwölf weiteren Fragen, die die Bereiche Lebenssituation, medizinische Probleme, Essverhalten, Selbst- und Fremdeinschätzung sowie anthropometrische Parameter beinhalten.

Das MNA wurde in drei Studien an 600 älteren Personen validiert. Externes Validierungskriterium war eine semiquantitative Einschätzung des Ernährungsstatus durch zwei unabhängige erfahrene Geriater. Die Gradierung lautete adäquat ernährt, schlecht ernährt oder unsicher. Grenzwerte für das MNA oder präzise klinische Angaben fehlen jedoch in diesen Studien. Die initial erreichten Gütekriterien wurden bei Folgestudien nicht mehr erreicht. Jedoch bestehen enge Zusammenhänge zwischen dem Gesamtscore des MNA und anthropometrischen, biochemischen und Zufuhrparametern, Mortalität, Klinikaufnahmehäufigkeit und Heimaufnahme (Donini et al. 2003).

Das MNA ist valide, denn seine Ergebnisse sind assoziiert mit ungünstigen gesundheitlichen Problemen (Beck et al. 1999), sozialer Funktionalität (Griep et al. 2000), Mortalität (Gazzotti et al. 2000) und einer höheren Rate an Arztbesuchen (Beck et al. 2001).

Das MNA hat Limitationen, da bei alleiniger Berücksichtigung des Gesamtscores die wichtigen Subkategorien verschwimmen. Daher ist der Gesamtscore des MNA nicht handlungsleitend. Zudem werden Krankheitsschwere und -ursache sowie die Art des Gewichtsverlustes (gewollt oder ungewollt) nicht berücksichtigt. Auch unterliegen einzelne Variablen des MNA wie die Erfassung des Gesundheitszustandes, der Flüssigkeitszufuhr oder des Oberarmumfanges Schwankungen zwischen einzelnen Untersuchern (Bleda et al. 2002).

Dennoch ist das MNA eine einfache, schnelle und kostengünstige Methode, um Patienten zu identifizieren, die ein Risiko für eine Mangelernährung haben oder bereits mangelernährt sind. Das MNA ermöglicht ohne große Vorkenntnisse und ohne Laborwerte eine frühe Erkennung von gefährdeten Patienten.

Die Verwendung in der Geriatrie sollte zweistufig erfolgen. Als Basisassessment dient die Kurzform mit sechs Fragen. Ist dieser Wert auffällig, wird ein umfassenderes Assessment erforderlich. Ist das Ergebnis der Kurzform unauffällig, ist ein weiteres Ernährungsassessment nur in begründeten Fällen erforderlich (Mueller et al. 2011).

4.7 Assessment der Lebensqualität

Das Konstrukt Lebensqualität (Quality of Life, QoL) beschreibt die individuelle Wahrnehmung der Lebenssituation im Kontext von Kultur und den Wertesystemen im Umfeld sowie die Ziele und Erwartungen des Einzelnen.

Obwohl die Bedeutung der Lebensqualität als wichtiger Faktor für die Gesundheit nicht infrage gestellt wird, besteht bezüglich seiner konsentierten Definition keine Einigkeit. Dies liegt auch daran, dass Lebensqualität ein komplexes Konstrukt aus objektiven, subjektiven und kulturellen Komponenten darstellt. Ähnlich schwer wie die Definition von Lebensqualität ist auch die Messung derselben. Zudem kann die Validität der einzelnen Messmethoden nicht ermittelt werden, da ein Goldstandard für Lebensqualität fehlt.

Gerade für ältere Menschen haben die sozialen Beziehungen neben der Funktionalität und der physischen Unabhängigkeit unter dem Aspekt der Lebensqualität eine sehr große Bedeutung (da Silva und Baptista 2016).

Im Jahr 1993 wurden durch eine Expertengruppe der WHO die sechs Kategorien physische Gesundheit, die psychische Verfassung, den Grad an Unabhängigkeit, die sozialen Beziehungen, die direkte Umgebung und die spirituelle Haltung zur Operationalisierung von Lebensqualität konsentiert (The WHOQOL Group 1998).

4.7.1 Probleme bei der Erfassung der Lebensqualität

Da eine globale Erfassung von Lebensqualität sehr erschwert ist, kam eine Expertengruppe darin überein, dass die gesundheitsbezogene Lebensqualität (Health Related Quality of Life, HRQL) eine zu bevorzugende Definition wesentlicher Aspekte der Lebensqualität darstelle. Die gesundheitsbezogene Lebensqualität wurde als ein Wert beschrieben, der das Leben durch Probleme der Funktionalität, der Erwartungen und der sozialen Teilhabe durch Krankheiten, Verletzungen, Behandlung oder politisch-soziale Umstände beeinträchtigt (Patrick und Erickson 1993).

4.7.2 Instrumente zur Erfassung der Lebensqualität

In der Altersmedizin nimmt die Messung von Lebensqualität gerade im Grenzbereich zwischen Therapieentscheidungen und unter Abwägen von Nutzen und Risiko einen zunehmend wichtigeren Platz ein.

Die Erfassung der gesundheitsbezogenen Lebensqualität kann global oder krankheitsspezifisch erfolgen. Instrumente können allgemeine und krankheitsspezifische Aspekte kombinieren. Zudem muss unterschieden werden, ob die Instrumente vom Patienten selbst beantwortet werden sollen oder Bezugspersonen diese ausfüllen. Erstere sind zu bevorzugen, da Studien zeigen, dass letztere die Lebensqualität häufiger unterschätzen (Andresen et al. 2001).

Die gesundheitsbezogene Lebensqualität ist ein subjektives, multidimensionales Konzept, welches physisches, psychologisches und soziales Wohlbefinden umfasst. Zahlreiche Instrumente zur Messung der Lebensqualität (QoL) sind verfügbar. Dabei können grundsätzlich zwei wesentliche Gruppen von Fragebögen unterschieden werden. Eine Gruppe umfasst Fragebögen, bei denen die Lebensqualität bezogen auf spezifische gesundheitliche Bedingungen erfragt wird. Die zweite Gruppe von Instrumenten erfasst die generelle Lebensqualität unabhängig von den vorliegenden gesundheitlichen Bedingungen.

4.7.2.1 SF-36-Fragebogen

Der SF-36-Fragebogen erfasst die gesundheitsbezogene Lebensqualität. Lebensqualität wird im SF-36 durch die vier Komponenten psychisches Befinden, körperliche Verfassung, soziale Beziehungen und Funktionalität operationalisiert (Ellert und Bellach 1999).

Der SF-36 ist aus einem Forschungsprojekt amerikanischer Versicherungen entstanden. Er wurde in viele Sprachen übersetzt und umfasst 36 Items. Die Antworten sind je nach Version als Ja- oder Nein-Antworten oder auf einer drei- oder sechsstufigen Likert-Skala bewertet. Die 36 Items umfassen die acht Dimensionen körperliche Funktionalität, körperliche Rollenfunktion, körperliche Schmerzen, allgemeine Gesundheitswahrnehmung, Vitalität, soziale Funktionsfähigkeit, emotionale Rollenfunktion und psychisches Wohlbefinden. Die Beurteilung erfolgt global, zwei Subskalen ermöglichen aber die selektive Beurteilung der körperlichen und psychischen Lebensqualität.

Zudem existiert eine Kurzform des Fragebogens als SF-12, der sich auf die körperlichen und psychischen Summenskalen beschränkt.

Die Anwendung des SF-36 kann als Selbst- oder Fremdbeurteilung sowie als Interview erfolgen. Der zeitliche Rahmen bezieht sich auf die vergangene Woche oder die letzten vier Wochen. Die jeweiligen Untersuchungsbedingungen müssen immer mit angegeben werden.

Der SF-36 kann bei Personen ab dem 14. Lebensjahr durchgeführt werden. Für die Durchführung werden etwa zehn Minuten benötigt, die Auswertung kann mit PC-Unterstützung erfolgen. Eine Auswertung per Hand ist sehr aufwendig.

Die Konstruktvalidität ist zufriedenstellend. Der SF-36 und der SF-12 unterscheiden zwischen Gesunden und Kranken. Die innere Konsistenz ist für beide Fragebögen mit einem Bereich von 0,70–0,90 für Cronbachs α gut. Zudem werden in der Handanweisung für beide Fragebögen Normwerte für die Allgemeinbevölkerung und Personen mit verschiedenen chronischen Erkrankungen bei einem Altersspektrum von 18–80 Jahren angegeben (Ellert und Bellach 1999).

4.7.2.2 WHO-Quality of Life (WHOQOL)-Fragebogen

Dieser Fragebogen entstand im Rahmen eines von der WHO initiierten internationalen Projektes zur Erfassung der Lebensqualität (The WHO-QOL Group 1998). Der Fragebogen umfasst 100 Items. Die wesentlichen Domänen betreffen die Themen Physis, Psyche, Unabhängigkeit, soziale Beziehungen, Umwelt und Spiritualität. Die Beurteilung der jeweiligen Items erfolgt auf einer fünfstufigen Likert-Skala. Die Rohwerte werden auf einen Bereich von 0–100 transformiert. Höhere Werte bedeuten eine höhere Lebensqualität.

Mit dem WHOQOL-BREF liegt eine 26 Items umfassende Kurzform vor. Die vier Domänen der Kurzform lauten Physis, Psyche, soziale Beziehungen und Umwelt. Die Durchführung dauert für die Langform ca. 45 Minuten, für die Kurzform 10–15 Minuten. Die Auswertung per Hand ist aufwendig. Daher wird eine Auswertung mit Hilfe eines Computers empfohlen.

Ältere Menschen assoziieren Lebensqualität mit sozialen, gesundheitlichen und Umgebungsfaktoren (Winkler et al. 2003). Daher wurde ein Lebensqualitätsfragebogen speziell für ältere Menschen konzipiert. Dieser WHOQOL-OLD wurde nach den gleichen Prinzipien entwickelt wie der originale WHOQOL-Fragebogen.

Der WHOQOL-OLD-Fragebogen hat 24 Items, die auf einer sechsstufigen Likert-Skala bewertet werden (Power et al. 2005). Die Ergebnisse der einzelnen Subskalen werden zu einem Summenscore zusammengeführt und in eine Skala mit einem Umfang von 0–100 transformiert. Der Fragebogen verfügt über eine hohe Test-Retest-Reliabilität mit Koeffizienten zwischen 0,58 (Autonomie, Intimität) und 0,82 (Gesamtscore).

Der WHOQOL-OLD ist als Zusatzinstrument (ad on) für ältere Personen in Kombination mit dem WHOQOL oder dem WHOQOL-BREF gedacht, nicht als alleiniger Fragebogen. Der Vergleich von WHOQOL, WHOQOL-BREF und WHOQOL-OLD zeigt eine hohe interne Konsistenz des WHOQOL-OLD (Conrad et al. 2014). Der WHOQOL-OLD wurde in mehr als 30 Sprachen übersetzt.

Die deutsche Version des WHOQOL-OLD wurde an einem Kollektiv von 1.133 Personen mit einer Altersspanne von 60–96 Jahren validiert (Winkler et al. 2003). Die interne Konsistenz war hoch und lag für alle

Subskalen über 0,8 für Cronbachs α außer für Autonomie (0,73). Auch die Reliabilität lag für alle Bereiche über 0,7.

Die Ergebnisse des WHOQOL-OLD werden wesentlich vom Vorliegen depressiver Symptome und subklinischer Depressionen beeinflusst (Conrad et al. 2014). Dies scheint im internationalen Vergleich für entwickelte Länder charakteristisch zu sein. In weniger entwickelten Ländern sind Items der physischen Gesundheit einflussreicher auf den Gesamtscore. Dies zeigt besonders die Relevanz interkultureller Einflüsse (Molzahn et al. 2011).

4.7.2.3 European Quality of Life-Fragebogen (EQ-5)

Der European Quality of Life-Fragebogen (EQ-5) ist ein standardisierter Fragebogen zur Messung der gesundheitsbezogenen Lebensqualität. Der Fragebogen wird vom Probanden selbst ausgefüllt. Ein Fremdrating ist mit einer im OPD-Manual hinterlegten umformulierten Version des EQ-5 möglich.

Der Fragebogen wurde von der EuroQoL-Group entwickelt (http://www.euroqol.org, Zugriff am 05.05.2021) und in mehr als 50 Sprachen übersetzt. Er ist in klinischen, ökonomischen und bevölkerungsbasierten Studien einsetzbar. Neben der Bearbeitung im Rahmen eines Interviews kann der EQ-5 auch telefonisch, per Mail oder durch Betreuungspersonen ausgefüllt werden. Im Jahr 2009 führte die EuroQol-Gruppe den erweiterten Fragebogen EQ-5D-5L ein, der nun in über 100 Sprachen verfügbar ist.

Der EuroQol-Fragebogen ist urheberrechtlich geschützt, die Nutzung ist für gemeinnützige Zwecke kostenlos. Hier ist jedoch eine Online-Registrierung auf der Homepage der EuroQol erforderlich.

Der EQ-5D besteht aus einem deskriptiven Klassifikationssystem mit den fünf Bereichen Mobilität/Beweglichkeit, Selbstversorgungsfähigkeit, allgemeine Alltagsaktivität, Schmerzen/körperliche Beschwerden und Angst/Niedergeschlagenheit. Jedes Item hat die drei Bewertungsstufen kein Problem, moderates Problem, extremes Problem (EQ-5D-3L). Eine Weiterentwicklung des EQ-5D-3L war eine Erweiterung der Antwortspektren auf fünf Möglichkeiten im Jahr 2009, um die Sensitivität des Fragebogens zu erhöhen und Deckeneffekte zu reduzieren. Diese fünf Stufen lauten keine Probleme, leichte Probleme, mäßige Probleme, große Probleme und extreme Probleme. Dennoch sind auch in der erweiterten Form des EQ-5D Deckeneffekte vorhanden (Janssen et al. 2008).

Zusätzlich gehört zum EQ-5D eine visuelle Analogskala, auf der der Gesundheitszustand von 0 (schlechtester denkbarer Gesundheitszustand) bis 100 (bester denkbarer Gesundheitszustand) aufgetragen werden kann. Der EQ-5D beurteilt die Lebensqualität unabhängig von vorliegenden Erkrankungen.

Mit Hilfe standardisierter Berechnungsverfahren werden die Antworten der fünf Fragen in einen Indexwert umgerechnet, der als Gesamtscore den Gesundheitszustand abbildet (Greiner et al. 2005). Zusätzlich beinhaltet der Fragebogen eine visuelle Analogskala in Form einer vertikalen Linie mit einem Wertebereich von 0 (schlechtester Gesundheitszustand) bis 100 (bester Gesundheitszustand). Neben einem Gesamtwert kann aus den Antworten des EQ-5D auch ein Profil erstellt werden. Das Hauptziel des EQ-5D ist jedoch, anhand der standardisierten Berechnungsvorschrift die Informationen aus dem Klassifikationssystem in einen eindimensionalen Nutzwert umzurechnen.

Auch geriatrische Patienten wurden mit dem EQ-5D untersucht. Dabei handelte es sich um ein Kollektiv von 25.637 zu Hause lebender älterer Menschen (65+) mit den für die Geriatrie typischen Problemen Schwerhörigkeit, Gelenkbeschwerden, Harninkontinenz und Schwindel/Sturz. Hier fand sich ein signifikanter Zusammenhang zwischen den Ergebnissen des EQ-5D und den Parametern Lebensalter, Geschlecht, alleine lebend, geringerer Bildungsgrad sowie verwitwet. Zunehmende geriatrische Komorbidität hatte einen negativen Einfluss auf den EQ-5D-Gesamtscore (Veras et al. 2016).

Diese Studie belegt die Konstruktvalidität des EQ-5D für geriatrische Syndrome bei zu Hause lebenden älteren Menschen. Der EQ-5D war zudem prädiktiv hinsichtlich der Notwendigkeit einer Krankenhausaufnahme und hinsichtlich der Mortalität (Cavrini et al. 2012). Bei gesunden älteren Menschen ist die Diskriminationsfähigkeit des EQ-5D jedoch aufgrund von Deckeneffekten eingeschränkt. Das Instrument ist auch zur Erfassung der Lebensqualität bei geriatrischen Klinikpatienten geeignet und kann durch Betreuungspersonen angewendet werden (Veras et al. 2016).

Der EQ-5D-5L kann für die nicht kommerzielle Nutzung nach einer kostenlosen Registrierung unter dem Link euroqol.org heruntergeladen werden.

Die meisten Fragebögen zur QoL schließen Demenzkranke aus. Der EQ-5D hingegen erfasst auch bei Demenzkranken die QoL, jedoch müssen künftige Studien zeigen, bis zu welchem Schweregrad einer Demenz die Anwendung dieses Fragebogens sinnvoll ist.

4.8 Assessment von Frailty

4.8.1 Der Begriff Frailty

Mit Frailty wird ein klinisches Konstrukt bezeichnet, das ältere Menschen als verletzlich klassifiziert. Frailty zeigt sich klinisch an einem deutlich erhöhten Risiko für ungünstige gesundheitliche Verläufe. Hierzu zählen eine erhöhte Komplikationsrate bei medizinischen Maßnahmen, weniger gute Ergebnisse (Outcomes) und komplizierte Verläufe bei neu aufgetretenen Erkrankungen, eine erhöhte Sterblichkeit, ein erhöhter professioneller Hilfebedarf bei der Bewältigung des Alltages und die Notwendigkeit für eine dauerhafte Heimunterbringung. Menschen mit Frailty zeigen im Alltag funktionelle und/oder kognitive Probleme und sind anfällig für Komplikationen.

Frailty korreliert mit Veränderungen der Muskelmasse, der Kraft, der Ausdauer, der Balance, der Gehgeschwindigkeit, dem täglichen Aktivitätsniveau und dem Alter. Dabei müssen mehrere dieser Komponenten betroffen sein, damit Frailty diagnostiziert werden kann.

Die Definitionen von Frailty variieren zum Teil erheblich. Dies macht eine verlässliche Einschätzung noch immer schwierig. Frailty wurde auch synonym mit Fähigkeitsstörungen (Rockwood et al. 1999; Winograd et al. 1991; Campbell und Buchner 1997), Komorbiditäten oder kalendarischem Alter gleichgesetzt.

Die aktuelle Operationalisierung von Frailty basiert auf der Annahme eines klinischen Syndroms, welches durch eine reduzierte Reserve und Widerstandskraft gegenüber Stressoren gekennzeichnet ist.

Der erste Schritt in dieser Entwicklung eines Frailtykonzeptes erfolgte Mitte der 90er Jahre, als erkannt wurde, dass durch die Kombination von klinischen Parametern wie Gewichtsabnahme oder reduzierte Gehgeschwindigkeit prognostische Vorhersagen möglich wurden (Sager et al. 1996). Bahnbrechend war die Erstbeschreibung und Validierung eines Frailty-Phänotyps anhand von fünf klinischen Parametern (Fried et al. 2001). Zeitlich parallel erfolgte die Konzeption eines Defizit-Akkumulations-Models zur Beschreibung von Frailty (Mitnitski et al. 2001). Beide Methoden werden auch aktuell häufig angewendet.

Die Angaben zur Häufigkeit von Frailty schwanken bei den über 65-Jährigen von ca. 10 % bei zu Hause lebenden Personen (Collard et al. 2012), 50–80 % bei Krankenhauspatienten und bis zu 80 % bei Heimbewohnern (Kanwar et al. 2013). Diese Zahlen belegen, wie relevant Frailty für ältere Menschen ist. Die Prävalenz von Frailty hängt aber auch vom jeweils verwendeten Instrument ab. Daher sollte bei der Feststellung von Frailty immer auch das verwendete Instrument angegeben werden. Hier stehen aktuell mehr als 20 verschiedene Instrumente zur Verfügung.

Ein Messinstrument zur Erfassung von Frailty sollte die folgenden Kriterien erfüllen:

1. Erfassung von Frailty
2. Verlässliche Vorhersage von ungünstigen klinischen Entwicklungen
3. Verlässliche Vorhersage des Ansprechens auf eine therapeutische Intervention
4. Erklärung durch eine biologisch begründete Kausalität
5. Einfache Anwendung
6. Festlegung der Anwendbarkeit in verschiedenen Bevölkerungsgruppen

Grundsätzlich können drei Methoden zur Messung von Frailty unterschieden werden:

- Die Diagnosestellung nach vorgegebenen Regeln

- Das Aufaddieren von gesundheitlichen, funktionellen und sozialen Problemen
- Die klinische Globalbeurteilung

Diese grundsätzlichen Vorgehensweisen haben alle ihre Berechtigung, solange eine allgemein akzeptierte Definition von Frailty nicht verfügbar ist. Verschiedene Assessmentinstrumente für Frailty werden im Folgenden nach diesen drei Methoden gegliedert vorgestellt.

4.8.2 Assessmentinstrumente zur Erfassung von Frailty

4.8.2.1 Frailty-Phänotyp nach Fried

Der von Linda Fried vorgeschlagene und weltweit am häufigsten im Original oder in Varianten verwendete Frailty-Phänotyp versucht anhand von fünf klinischen Variablen das komplexe Syndrom von Frailty zu operationalisieren. Dabei wurden fünf Basisvariablen auf Grundlage von bis dahin publizierten Forschungsergebnissen und eines Expertenkonsenses kombiniert. Das Basiskollektiv waren die Teilnehmer der Cardiovascular Health Study (CHS), einer bevölkerungsbasierten prospektiven epidemiologischen Studie mit Personen mit einem Alter von wenigstens 65 Jahren (Fried et al. 1991).

Der Frailty-Phänotyp wird auch als CHS-Score bezeichnet. Die fünf Items dieses Scores lauten (Fried et al. 2001, S. 148):

1. Unfreiwillige Gewichtsabnahme von wenigstens 4,5 kg Körpergewicht oder mehr als 5 % des Körpergewichtes im letzten Jahr
2. Muskuläre Schwäche, reduzierte Handkraft unterhalb der 20er-Perzentile
3. Erschöpfung, Selbstauskunft über zwei Fragen aus der CES-D-Skala
4. Geringe Gehgeschwindigkeit, unterhalb der 20er-Perzentile
5. Geringe körperliche Aktivität im Alltag, geschätzter Verbrauch an kcal pro Woche, 20er-Perzentile

Allerdings wurden bei dieser Studie Personen mit Parkinson'scher Erkrankung, Schlaganfall, Einnahme von Antidepressiva oder Demenz (MMSE < 18) ausgeschlossen, da diese Erkrankungen einen Frailty-Phänotyp als Folge einer einzelnen Erkrankung erzeugen können. Streng genommen bedeutet dies, dass der Frailty-Phänotyp nach Fried bei diesen Patienten nicht verwendet werden darf.

Der Frailty-Phänotyp verfügt über eine hohe internationale Akzeptanz. Er wurde vielfach validiert (Fried et al. 2001; Bandeen-Roche et al. 2006; Xue et al. 2008).

Der große Vorteil der Bestimmung des Frailty-Phänotyps nach Fried ist, dass nur fünf Variablen bestimmt werden müssen. Nachteilig ist, dass einerseits nur physische Aspekte berücksichtigt werden, ein Messgerät zur Bestimmung der Handkraft erforderlich ist und zwei Variablen erfragt werden müssen. Daher sind aktive Mitarbeit und eine ausreichende Hirnleistung unabdingbare Voraussetzungen. Die fünf Variablen sind dichotomisiert und werden als vorhanden oder nicht vorhanden bewertet.

Basierend auf einem Summenscore werden die Untersuchten als nicht frail (0 Punkte), prefrail (1 oder 2 Punkte) oder als frail (3 und mehr Punkte) klassifiziert. Als Grenzwerte für die kontinuierlichen Variablen Handkraft und Gehgeschwindigkeit wurden retrospektiv die 20er-Perzentilen gewählt.

Das Kriterium der Aktivität wurde mit Hilfe des Minnesota Leisure Time Activity Questionnaire erhoben. Dieser Fragebogen ist lang und nur für gesunde Erwachsene validiert (Bonnefoy et al. 2001). Der Fragebogen fokussiert zudem auf körperlich anstrengende Aktivitäten und hat gerade für gebrechliche Menschen erhebliche Bodeneffekte (Theou et al. 2012).

Der Frailty-Phänotyp ermöglicht eine Vorhersage ungünstiger Ereignisse wie Sturz und Frakturen (Ensrud et al. 2007), Funktionsverlust (Ensrud et al. 2008; Fried et al. 2001), Krankenhausaufnahme (Fried et al. 2001), Notwendigkeit einer Heimunterbringung (Fried et al. 2001) und Tod (Fried et al. 2001; Ensrud et al. 2008).

Aufgrund dieser Probleme wurde auch eine Reduktion der Anzahl von Items versucht. Diese Reduktion führte erwartungsgemäß zu einer Reduktion der Prävalenzdaten von Frailty. Dabei hatte der Verzicht auf die Gehgeschwindigkeit den geringsten, der Verzicht auf das Item der körperlichen Aktivität den größten Effekt auf die Vorhersage der Mortalität (Theou et al. 2012).

Das Ziel dieser Modifikationen war es, das Instrument für die tägliche Praxis möglichst handhabbar zu machen. So wurde überwiegend auf die Messung von Leistungsdaten wie der Gehgeschwindigkeit oder der Handkraft verzichtet und diese Items durch eine Selbstbeurteilung oder Befragung ersetzt. Diese Modifikationen beeinflussen aber die Gütekriterien des Instrumentes und erschweren die Vergleichbarkeit zwischen Studien.

4.8.2.2 Modifikationen des Frailty-Phänotyps

Modifikationen des Frailty-Phänotyps betreffen sowohl die Veränderung der Inhalte einzelner Variablen sowie die Anzahl der für den Index verwendeten Variablen (Theou et al. 2015).

Schon moderate Modifikationen einzelner Variablen des Frailty-Phänotyps nach Fried verändern dessen Gütekriterien sowie seine interne Konsistenz und prädiktiven Eigenschaften. Daher ist es wichtig, dass bei der Anwendung eines Frailty-Instrumentes die angewendeten Modifikationen beschrieben werden.

SHARE-Frailty-Instrument (SHARE-FI)

Das SHARE-Frailty-Instrument (SHARE-FI) wurde in Europa speziell für den Hausarzt entwickelt (Romero-Ortuno et al. 2010). Die dahinterstehende Absicht war die Vereinfachung der Anwendung eines Instrumentes und die damit verbundene Verbesserung der Kommunikation zwischen den Versorgern im ambulanten Bereich bei zu Hause lebenden älteren (50+) Menschen.

Das SHARE-FI ist so konzipiert, dass es leicht erlernbar ist und von nicht ärztlichen Mitarbeitern angewendet werden kann. Die für das SHARE-FI verwendeten fünf Variablen orientieren sich an den von Fried vorgeschlagenen Variablen, wurden aber der besseren Handhabbarkeit wegen an die Alltagsrealitäten adaptiert. Die von Fried verwendeten Items Erschöpfung, Gewichtsabnahme und Gehgeschwindigkeit wurden angepasst (▶ Tab. 4.17).

Das SHARE-FI eignet sich nicht für die Anwendung außerhalb des häuslichen Umfeldes, da die Validierungskohorte solche Personen nicht einschloss. Auch ist die Abhängigkeit von Selbstauskunft limitierend bei Menschen mit Hirnleistungsstörungen.

Die fünf am Frailty-Phänotyp nach Fried orientierten Variablen des SHARE-FI sind in Tabelle 4.17 aufgeführt.

Tab. 4.17: SHARE-Frailty-Instrument (Darstellung auf Grundlage von Romero-Ortuno et al. 2010)

Variable	Erfassung	Bewertung
Erschöpfung	Hatten Sie im letzten Monat zu wenig Energie, um die Dinge zu tun, die Sie gerne getan hätten?	Eine positive Antwort ergibt einen Punkt
Gewichtsverlust	Wie war Ihr Appetit? Haben Sie weniger gegessen als üblich?	Eine oder zwei positive Antworten ergeben einen Punkt
Schwäche	Handkraft gemessen mit einem Dynamometer	Kontinuierliche Variable ohne Grenzwert
Verlangsamung	Fällt es Ihnen aufgrund von Krankheit schwer, 100 Meter zu gehen? Fällt es Ihnen schwer, eine Etage über eine Treppe ohne Pause zu steigen?	Eine oder zwei positive Antworten ergeben einen Punkt
Aktivitätsniveau	Wie oft unternehmen Sie leichte oder moderate Tätigkeiten wie leichte Gartenarbeit, Autowaschen oder Spazierengehen?	1) mehr als einmal pro Woche 2) einmal pro Woche 3) ein- bis dreimal pro Monat 4) selten oder nie Positive Antwort zu 3) oder 4) erfüllt das Kriterium

Frailty-WHI-Phänotyp

Der Frailty-WHI-Phänotyp (WHI: Women Health Initiative) basiert auch auf dem von Linda Fried vorgeschlagenen Phänotyp, jedoch wurde unter anwendungspraktischen Gesichtspunkten die Variable der physischen Aktivität und der Verlangsamung durch die Selbstbeurteilung mit Subscores aus der RAND-36-physical function scale (Hays et al. 1993) ersetzt (Woods et al. 2005). Der Frailty-WHI-Phänotyp hat den Vorteil, dass seine Variablen im Vergleich zum Frailty-Phänotyp nach Fried bei vergleichbaren prädiktiven Werten nicht mehr gemessen werden müssen.

4.8.2.3 Frailty-Index der kumulativen Defizite (FI-CD)

Die Absicht bei der Konzeption dieses Index war der Versuch, die Komplexität von Frailty möglichst umfassend abzubilden und zu operationalisieren (Mitnitski et al. 2001). Bei diesem Index wurden initial 92, aktuell 30 bis 40 Krankheiten, Symptome, Fähigkeitsstörungen oder Defizite erfasst. Die Mehrzahl der Items wird kategorial als vorhanden (1) oder nicht vorhanden (0), einzelne Items außerdem, wenn vermutet, mit 0,5 klassifiziert.

Der Quotient aus der Summe der Probleme und der Anzahl aller erfragten Items bildet den Gesamtscore. Dabei ist die absolute Zahl der erfassten Items nachrangig, sollte aber wenigstens 30 Items umfassen. Die Gütekriterien des Index bleiben stabil, wenn wenigstens 30 Items berücksichtigt werden. Diese Herangehensweise erlaubt eine fast kontinuierliche Schweregradabbildung von Frailty. Genaue Vorgaben zur Erstellung des FI-CD sind verfügbar.

Der FI-CD erwies sich gegenüber anderen Instrumenten zur Erfassung von Frailty hinsichtlich der Vorhersage von unerwünschten Ereignissen oder Sterblichkeit sowohl bei Krankenhauspatienten wie auch in der Allgemeinbevölkerung als überlegen. Ein Score von mehr als 67 % ist mit einer sehr hohen Mortalität assoziiert.

Der Nachteil de FI-CD ist der Zeitaufwand bei der Ermittlung des Scores. Da aber viele Komponenten dieses Scores bereits routinemäßig in einer Krankenakte und durch das umfassende geriatrische Assessment erfasst werden, wird mit der fortschreitenden Einführung der elektronischen Patientenakte (ePA) die Bestimmung dieses Scores künftig effizient möglich sein.

4.8.2.4 Clinical Frailty Scale (CFS)

Die Clinical Frailty Scale (CFS) wurde für den akutmedizinischen Bereich entwickelt, um schnell, aber verlässlich ältere Menschen hinsichtlich des Schweregrades von Frailty klassifizieren zu können. Bei der Konzeption wurde bewusst darauf geachtet, dass zeitintensive oder aufwendigere Untersuchungen wie Handkraft oder Mobilitätstestungen entfallen (Oo et al. 2013).

Die CFS basiert auf einem klinischen Globalurteil. Dabei werden Personen einer von neun vorgegebenen als Piktogramm visualisierten Klassifikation zugeordnet (Juma et al. 2016) (▶ Tab. 4.18).

Die CFS wurde an einer Kohorte von 2.305 Teilnehmern der Canadian Study of Health and Aging (CSHA) validiert. Die Teilnehmer waren älter als 64 Jahre, wurden akut einer Klinik zugewiesen, konnten zum Zeitpunkt der Klinikaufnahme nur mit Hilfe gehen und hatten wenigstens eine chronische Erkrankung. Ausgeschlossen wurden Patienten mit einer erwarteten Überlebenszeit von weniger als einer Woche oder eindeutig palliativ zu versorgende Patienten.

Die CFS korreliert stark mit den Faktoren Heimaufnahme und Mortalität (Islam et al. 2014; Rockwood et al. 2005). Zudem erwies sich die CFS auch im ambulanten Bereich als verlässlich. Sie liefert Ergebnisse, die dem Frailty-Phänotyp nach Fried sehr nahe kommen. Die in Tabelle 4.18 zu sehende Übersetzung der Anwendungsrichtlinien ins Deutsche erfolgte 2020 von Singler. Diese Übersetzung kann unter https://www.dggeriatrie.de/images/Bilder/PosterDownload/200331_DGG_Plakat_A4_Clinical_Frailty_Scale_CFS.pdf (Zugriff am 03.05.2021) kostenfrei heruntergeladen werden.

Patienten mit höheren Graden im CFS waren häufiger weiblich, hatten mehr Hilfebedarf im Alltag, längere Verweildauern im Krankenhaus (Juma et al. 2016), eine höhere Mortalität, eine erhöhte Wahrscheinlichkeit für eine kurzfristige Wiederaufnahme in ein Krankenhaus sowie Funktionsverlust (Kahlon et al. 2015) (Montero-Odasso et al. 2009).

Tab. 4.18: Clinical Frailty Scale (deutsche Übersetzung durch Singler et al., 2020, nach Version 1.2_EN, Geriatric Medicine Research, Dalhousie University, Halifax, Canada. © 2020 Singler, Katrin / Gosch, Markus / Antwerpen, Leonie)

1 Sehr fit
Personen in dieser Kategorie sind robust, aktiv, voller Energie und motiviert. Sie trainieren üblicherweise regelmäßig und sind mit die Fittesten innerhalb ihrer Altersgruppe.

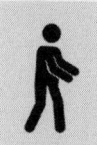

2 Durchschnittlich aktiv
Personen in dieser Kategorie zeigen *keine aktiven Krankheitssymptome*, sind aber nicht so fit wie Personen in Kategorie 1. Sie sind durchschnittlich aktiv oder *zeitweilig sehr aktiv*, z. B. saisonal.

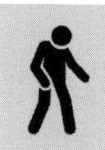

3 Gut zurechtkommend
Die *Krankheitssymptome* dieser Personengruppe sind gut kontrolliert, aber außer Gehen im Rahmen von Alltagsaktivitäten *bewegen sie sich nicht regelmäßig*.

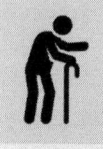

4 Vulnerabel
Auch wenn sie *nicht auf externe Hilfen im Alltag* angewiesen sind, sind Personen in dieser Kategorie *aufgrund ihrer Krankheitssymptome oft in ihren Aktivitäten eingeschränkt*. Häufig klagen sie über Tagesmüdigkeit und/oder berichten, dass Alltagsaktivitäten mehr Zeit benötigen.

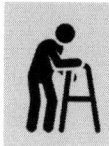

5 Geringgradig frail
Personen in dieser Kategorie sind *offensichtlich in ihren Aktivitäten verlangsamt* und *benötigen Hilfe bei anspruchsvollen Alltagsaktivitäten*, wie finanziellen Angelegenheiten, Transport, schwerer Hausarbeit und im Umgang mit Medikamenten. Geringgradige Frailty beeinträchtigt das selbständige Einkaufen, Spazierengehen sowie die Essenszubereitung und Haushaltstätigkeiten.

Tab. 4.18: Clinical Frailty Scale (deutsche Übersetzung durch Singler et al., 2020, nach Version 1.2_EN, Geriatric Medicine Research, Dalhousie University, Halifax, Canada. © 2020 Singler, Katrin / Gosch, Markus / Antwerpen, Leonie) – Fortsetzung

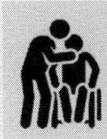

6 Mittelgradig frail
Personen in dieser Kategorie benötigen *Hilfe bei allen außerhäuslichen Tätigkeiten und bei der Haushaltsführung*. Im Haus haben sie oft Schwierigkeiten mit Treppen, benötigen *Hilfe beim Baden/Duschen* und eventuell Anleitung oder minimale Unterstützung beim Ankleiden.

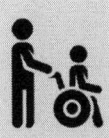

7 Ausgeprägt frail
Personen in dieser Kategorie sind aufgrund körperlicher oder kognitiver Einschränkungen bei der Körperpflege *komplett auf externe Hilfe angewiesen*. Dennoch sind sie *gesundheitlich stabil*. Die Wahrscheinlichkeit, dass sie innerhalb der nächsten 6 Monate sterben, ist gering.

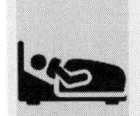

8 Extrem frail
Komplett von Unterstützung abhängig und sich ihrem Lebensende nähernd. Oft erholen sich Personen in dieser Kategorie auch von leichten Erkrankungen nicht.

9 Terminal erkrankt
Personen in dieser Kategorie haben eine *Lebenserwartung <6 Monate*. Die Kategorie bezieht sich auf Personen, die *anderweitig keine Zeichen von Frailty* aufweisen.

Klinische Einstufung von Frailty bei Personen mit Demenz
Der Schweregrad der Frailty entspricht der Schwere der Demenz. Typische Symptome einer *leichten Demenz* sind Vergesslichkeit bezüglich Details jüngster Ereignisse, auch wenn man sich an das Ereignis selbst noch erinnert, sowie das Wiederholen von Fragen und Gesagtem sowie sozialer Rückzug.

Bei *mittelgradiger Demenz* ist das Kurzzeitgedächtnis stark beeinträchtigt, obwohl die Personen sich augenscheinlich noch gut an Ereignisse der Vergangenheit erinnern können. Die Körperpflege erfolgt selbstständig mit verbaler Unterstützung.

Personen mit *schwerer Demenz* sind nicht in der Lage, ihre Körperpflege ohne Hilfestellung auszuführen.

Der CFS ist sehr einfach in der klinischen Anwendung und unterscheidet sich hier von fast allen anderen Instrumenten zur Frailtymessung. Er hat eine gute Kriterienvalidität (Rockwood und Mitnitski 2006).

4.9 Assessment des Schlafes

Quantitativ und qualitativ ausreichender Schlaf ist eine Voraussetzung für Wohlbefinden und Leistungsfähigkeit. Schlafstörungen sind sehr häufig bei alten Menschen und sollten routinemäßig im Rahmen eines umfassenden geriatrischen Assessments erfasst werden, denn gestörter Schlaf führt zu Müdigkeit und Schläfrigkeit am Tage, reduziert die Hirnleistung und beeinträchtigt die Lebensqualität (Bloom et al. 2009). Auch eine Assoziation mit Stürzen ist wahrscheinlich.

Für das Assessment von Schlafstörungen stehen zahlreiche Instrumente zur Verfügung, von denen bisher jedoch nur wenige für geriatrische Patienten validiert wurden.

4.9.1 Schlafanamnese

Die beste Form, Schlafprobleme und Schlafstörungen aufzudecken, ist den Patienten konkret danach zu fragen. Um möglichst umfassende Informationen zum Schlaf zu erhalten, ist es jedoch sinnvoll, diese Befragung strukturiert mit Hilfe von Fragebögen durchzuführen. Dies hat auch den Vorteil, dass der Patient diese Fragebögen selbst ausfüllen kann bzw. die Durchführung an Mitarbeiter delegiert werden kann.

Von der amerikanischen geriatrischen Gesellschaft (AGS) wurden zwölf Screeningfragen zum Schlaf alter Menschen konsentiert (Bloom et al. 2009). Obwohl diese Fragen bisher nicht validiert wurden, stellen sie ein sinnvolles Gerüst für eine weitere, umfassendere Abklärung dar. Diese Fragen sind in Tabelle 4.19 aufgeführt (▶ Tab. 4.19). Zudem werden die möglichen Schlafstörungen und ein jeweils sinnvolles weiter einzusetzendes Assessmentinstrument genannt.

Tab. 4.19: Screeningfragen zum Schlaf, mögliche Ursachen und vorgeschlagene Instrumente zur weiteren Abklärung (modifiziert nach Bloom et al. 2009, S. 764)

Fragen zum Schlaf	Mögliche Störung	Weiteres Assessment
Wann gehen Sie üblicherweise zu Bett?	Zirkadiane Rhythmik	PSQI
Wann wachen Sie üblicherweise morgens auf?	Früherwachen	PSQI
Fällt es Ihnen schwer, abends einzuschlafen?	Einschlafstörung	PSQI
Wie oft wachen Sie in der Nacht auf?	Durchschlafstörung	PSQI
Wenn Sie nachts aufwachen, fällt es Ihnen dann schwer, wieder einzuschlafen?	Durchschlafstörung	PSQI
Berichtet Ihr Partner darüber, dass Sie schnarchen?	Schlafapnoe	PSQI, Berliner Fragebogen
Kommt es vor, dass Sie nachts im Schlaf sprechen, schreien, schlagen, zucken oder treten?	Parasomnie, Restless-Legs	PSQI
Fühlen Sie sich tagsüber müde oder schläfrig?	Hypersomnolenz	PSQI
Schlafen Sie tagsüber häufiger	Hypersomnolenz	PSQI
Schlafen Sie tagsüber ein, ohne dies zu wollen?	Hypersomnolenz	PSQI
Wie viel Stunden Schlaf benötigen Sie, um sich fit zu fühlen?	Kurz- oder Langschläfer	PSQI
Nehmen Sie Präparate, um Ihren Schlaf zu verbessern?	Insomnie	PSQI

4.9.2 Instrumente zum Assessment des Schlafes

4.9.2.1 Analogskalen

In vielen Bereichen des Assessments haben sich Analogskalen bewährt. Diese können visuell, stufenförmig (rangskaliert) oder numerisch aufgebaut sein. Sinnvoll sind diese Skalen einsetzbar, wenn das Grundprinzip vom Patienten verstanden wurde. Für den Bereich des Schlafes sind mit der Stanford Sleepiness Scale (SSS) eine siebenstufige und mit der Karolinska Sleepiness Scale (KSS) eine neunstufige Rangskala zur Abschätzung des Ausmaßes der aktuellen Schläfrigkeit verfügbar (state-sleepiness). Die Skalen bilden die subjektiv wahrgenommene akut empfundene Schläfrigkeit ab.

Erfahrungen in der Geriatrie mit diesen Skalen sind bisher nicht verfügbar. Beide Skalen können in sehr engen zeitlichen Abständen (ca. 20 Minuten) wiederholt angewendet werden und erlauben so die Erstellung von Schläfrigkeitsprofilen über den Tag. Ihre Anwendung setzt jedoch Motivation und eine ausreichende Kognition voraus. Für kognitiv eingeschränkte Patienten oder Menschen mit Demenz sind diese Skalen nicht geeignet.

4.9.2.2 Das Schlafprotokoll

Das Schlafprotokoll ist eine einfache Methode zur Erfassung zahlreicher Schlafparameter. Üblicherweise führt ein Patient ein Schlafprotokoll über wenigstens zwei Wochen. Die Methode ist subjektiv, erlaubt aber die Abbildung des vom Patienten empfundenen Schlafes. Eine wesentliche Voraussetzung für die Anwendung von Schlafprotokollen ist die Bereitschaft und die Fähigkeit zur Mitarbeit. Diese sind bei kognitiv beeinträchtigten Personen oft nicht mehr gegeben, so dass Schlafprotokolle für diesen Personenkreis als Instrument der Selbstbeurteilung nicht geeignet sind. Eine Alternative ist in diesen Fällen die Erstellung eines Schlafprotokolls durch Bezugspersonen.

Die Patienten werden angehalten, am Morgen rückblickend ihre Bettgehzeit, die Einschlaflatenz, nächtliche Wachphasen bezüglich Häufigkeit und Dauer, die Aufwachzeit, die Aufstehzeit sowie die empfundene Gesamtschlafzeit in der Nacht zu notieren. Zusätzlich werden besondere Vorkommnisse, Tagesereignisse und die Tagesaktivität und -befindlichkeit aufgeschrieben.

Die Abbildung 4.7 zeigt die Vorlage eines Schlafprotokolls, das quasi wie ein Stundenplan ausgefüllt wird (▶ Abb. 4.7).

Schlafprotokoll									
Herr/Frau: _____ Woche vom _____ bis _____									
Abendprotokoll (vor dem Lichtlöschen)	Beispiel	MO	DI	MI	DO	FR	SA	SO	
1.	Wie ist Ihre Stimmung jetzt? (1: sehr gut .... 6: sehr schlecht)	3							
2.	Wie leicht/schwer fiel es Ihnen heute, Leistungen (Beruf, Haushalt) zu erbringen? (1: sehr leicht ... 6: sehr schwer)	3							
3.	Haben Sie heute tagsüber geschlafen? Falls ja, geben Sie an, wann und wie lange insgesamt:	14:00 30 Min.							
4.	Haben Sie in den letzten 4 Stunden Alkohol zu sich genommen? Falls ja, was und wieviel?:	3 Glas Wein							
5.	Wie frisch/müde fühlen Sie sich jetzt? (1: sehr frisch ..... 6: sehr müde)	3							
6.	Wann sind Sie zu Bett gegangen?:	22:30							
Morgenprotokoll (nach dem Aufstehen)	Beispiel	DI	MI	DO	FR	SA	SO	MO	
7.	Wie frisch/müde fühlen Sie sich jetzt? (1: sehr frisch ..... 6: sehr müde)	3							
8.	Wie ist Ihre Stimmung jetzt? (1: sehr gut .... 6: sehr schlecht)	3							
9.	Wann haben Sie gestern das Licht ausgemacht?	23:00							
10.	Wie lange hat es nach dem Licht löschen gedauert, bis Sie einschliefen? (Min.)	40							
11.	Waren Sie nachts wach? Wie oft? Wie lange insgesamt? (Min.)	2 x 30 Min.							
12.	Wann sind Sie endgültig aufgewacht?	6:30							
13.	Wie lange haben Sie insgesamt geschlafen? (Angabe in Stunden:Minuten)	6:40							
14.	Wann sind Sie endgültig aufgestanden?	7:00							
15.	Haben Sie seit gestern Abend Medikamente zum Schlafen genommen? (Präparat, Dosis, Uhrzeit)	1/2 Stilnox 22:30							

Abb. 4.7: Beispiel für ein Schlafprotokoll (Quelle: Müller und Paterok 2010, S. 99, © 2010 Hogrefe, Göttingen)

Die Übereinstimmung von Schlafprotokollen mit der Polysomnographie liegt bei 77 % für Wachperioden und bei 86 % für Schlafperioden (Kawada 2008).

Schlafprotokolle erlauben einen guten Zugang zu einem Patienten und sensibilisieren ihn für mögliche Ursachen seiner Störung. Zudem eignen sie sich zur Verlaufskontrolle und zur Dokumentation von Therapieeffekten.

4.9.2.3 Observational Sleep Assessment Instrument (OSAI)

Das Observational Sleep Assessment Instrument (OSAI) wurde 1989 von der Arbeitsgruppe um Cohen-Mansfield entwickelt (Cohen-Mansfield et al. 1989). Das OSAI ist ein Fremdbeurteilungsinstrument, welches von Betreuungspersonen in Krankenhäusern oder Pflegeeinrichtungen angewendet werden kann. Mit Hilfe des OSAI werden Schlaf und Atembewegungen sowie Störungen des Schlafes wie Schnarchen, Bewegungen im Schlaf, Wachheit, Myoklonien und körperliche Unruhe erfasst. Während ein Patient für drei Minuten beobachtet wird, werden die oben aufgeführten Parameter erfasst und dokumentiert. Bei der Entwicklung des Instrumentes erfolgte die Beobachtung alle 15 Minuten. Dieser Zeitabstand wurde dann auf 30 und später auf 60 Minuten ausgedehnt.

Die Items des OSAI umfassen

1. den Schlaf, der definiert wird als offensichtlicher Schlaf aus der Beobachtung sowie die fehlende Reaktion auf die Umgebung,
2. Schlafunterbrechungen, definiert als kurze Aufwachereignisse während der Beobachtung,
3. Umherwälzen im Bett,
4. die Atemfrequenz,
5. die Lautstärke von Atmungsgeräuschen als mild, mittellaut und sehr laut,
6. Schnarchen,
7. Atempausen,
8. Muskelzuckungen und
9. Arm-, Bein- oder Rumpfbewegungen.

Die Inter-Rater-Reliabilität ergab für die schlafbezogenen Items einen Gesamtwert von fast 93 % mit einer Spannweite von 65–100 % für die einzelnen Items. Dabei lag der Wert für die meisten Items über 90 %, lediglich die Beurteilung, ob Schlaf vorliegt, erreichte einen Wert von 65 %. Im Rahmen einer Validierungsstudie mittels Aktometrie erklärten die Abwesenheit von Unruhe und geschlossene Augen 70 % der Varianz der apparativ gemessenen Gesamtschlafzeit und der Schlafeffizienz. Schnarchen erklärte 40 % der Varianz der Anzahl von Atempausen. Die Ausweitung der Beobachtungsintervalle von 15 auf bis zu 60 Minuten korrelierte sehr hoch mit der apparativen Messung (Cohen-Mansfield et al. 1990).

4.9.2.4 Observation and Interview-based Diurnal Sleepiness Inventory (ODSI)

Das Observation and Interview-based Diurnal Sleepiness Inventory (ODSI) ist ein Assessmentinstrument zur Erfassung von Tagesschläfrigkeit (Onen et al. 2016). Das ODSI umfasst drei Items, die auf Expertenkonsens und Literaturrecherche basieren. Das Instrument ist als Fragebogen für Patienten und/oder Bezugspersonen konzipiert. Jedes der drei Items wird auf einer Rangskala mit einem Bereich von null bis sechs bewertet. Der Gesamtscore wird aus der Summe der Einzelscores gebildet und umfasst einen Bereich von 0 bis 24.

Item 1 fragt nach Schläfrigkeit während basaler Aktivitäten des täglichen Lebens, Item 2 fragt nach Einschlafneigung bei Inaktivität und Item 3 fragt nach der Anzahl der Stunden, die tagsüber schlafend verbracht werden.

4.9.2.5 Observation-based Nocturnal Sleep Inventory (ONSI)

Das Observation-based Nocturnal Sleep Inventory (ONSI) ist ein von Pflegekräften auszufüllender Fremdbeobachtungsbogen, bei dem in der Nacht – von 21:00–7:00 Uhr – fünfmal in stündlichem Abstand durch Beobachtung des Patienten die drei Phänomene Schnarchen, Atempausen und Aufwachen dokumentiert werden (Onen et al. 2008). Die Inter-Rater-Reliabilität beträgt 0,89. Eine wenigstens einmalig beobachtete Atempause oder zu wenigstens zwei Zeitpunkten beobachtetes Schnarchen sagen mit 88%iger Wahrscheinlichkeit eine wenigstens mittelschwere Schlafapnoe mit einem Apnoe-Hypopnoe-Index von 15 und mehr Ereignissen pro Stunde voraus (positiver prädiktiver Wert). Werden solche Phänomene nicht beobachtet, liegt mit 83%iger Wahrscheinlichkeit keine Schlafapnoe vor (negativer prädiktiver Wert). Die Sensitivität und Spezifität für diesen Test werden mit 90% bzw. 81% angegeben (Onen et al. 2008).

Das ONSI eignet sich daher gut als Screeninginstrument bei der Suche nach einer obstruktiven Schlafapnoe bei älteren Patienten und Heimbewohnern. Die Tabelle 4.20 zeigt eine für den klinischen Alltag geeignete Dokumentationsvorlage des ONSI (▶ Tab. 4.20).

Tab. 4.20: Observation-based Nocturnal Sleep Inventory (ONSI; modifiziert nach Onen et al. 2008, S. 1924). Wenn zu zwei Zeitpunkten Schnarchen oder Atemgeräusche oder zu einem Zeitpunkt Atempausen beobachtet werden, ist der Test positiv.

Uhrzeit	Schnarchen, Atemgeräusche		Atempausen		wach	
	ja	nein	ja	nein	ja	nein
	☐	☐	☐	☐	☐	☐
	☐	☐	☐	☐	☐	☐
	☐	☐	☐	☐	☐	☐
	☐	☐	☐	☐	☐	☐
	☐	☐	☐	☐	☐	☐
Summe ja:						

4.9.2.6 Pittsburgh Sleep Quality Index (PSQI)

Der Pittsburgh Sleep Quality Index ist ein Fragebogen zur Erfassung der Schlafqualität (Buysse et al. 1989). Der Proband soll die letzten zwei bis vier Wochen seines Schlafes beurteilen. Der PSQI wird retrospektiv erhoben, macht also eine ausreichende Gedächtnisleistung erforderlich. Der PSQI teilt die Probanden in gute und schlechte Schläfer ein, ohne dass eine schlafmedizinische Diagnose gestellt werden kann.

Der Fragebogen umfasst 24 Fragen. 19 dieser Fragen beantwortet der Proband selbst, fünf Fragen werden durch Fremdbeurteilung beantwortet. Damit hat dieser Fragebogen bei alleine Lebenden Limitationen. Die 19 selbst zu beantwortenden Fragen gehen in die Auswertung ein und werden in die sieben Kategorien subjektive Schlafqualität, Schlaflatenz, Schlafdauer, Schlafeffizienz, Schlafstörungen, Schlafmittelkonsum und Tagesmüdigkeit eingeteilt. Jede Kategorie kann Werte zwischen 0 (keine Probleme) und 3 (große Probleme) annehmen.

Alle sieben Kategorien werden dann zu einem Gesamtindex addiert. Dieser Index umfasst einen Bereich von 0 bis 21. Gesunde Schläfer erreichen einen Gesamtwert von nicht mehr als 5 Punkten. In der Originalarbeit von Buysse et al. errechnete sich für die Unterscheidung zwischen guten und schlechten Schläfern bei einem Grenzwert im PSQI von 5 eine Sensitivität von über 89 % und eine Spezifität von mehr als 86 % (Buysse et al. 1989). Schlechte Schläfer weisen zumeist Werte zwischen 6–10 Punkten auf. Bei chronischen Schlafstörungen findet man zumeist deutlich mehr als 10 Punkte. In einer Untersuchung der deutschen Allgemeinbevölkerung überschritten 32 % der Befragten den Grenzwert von 5 (Zeitlhofer et al. 2000). In einer weiteren Untersuchung hatten 90 % der Menschen mit bekannten Schlafstörungen einen Wert von mehr als 5 (Wittchen et al. 2001).

Die interne Konsistenz des PSQI wird für Erwachsene mit 0,83 angegeben und die Test-Retest-Reliabilität mit 85 % (Buysse et al. 1989).

Der PSQI eignet sich auch zum Einsatz bei älteren Menschen (Spira et al. 2012; Beaudreau et al. 2012). Für geriatrische Patienten liegen jedoch keine systematischen Untersuchungen vor. Er eignet sich zur Erstuntersuchung und für Verlaufsbeurteilungen.

Die einzelnen Komponenten des PSQI umfassen Schlafqualität, Schlaflatenz, Schlafdauer, Schlafeffizienz, Schlafstörungen, Schlafmittelkonsum und Tagesmüdigkeit.

Der Fragebogen ist in englischer Version unter dem Link https://www.sleep.pitt.edu/wp-content/uploads/Study_Instruments_Measures/PSQI-Instrument.pdf (Zugriff am 05.05.2021). Eine deutsche Version kann kostenlos von der Homepage der Deutschen Gesellschaft für Schlafforschung und Schlafmedizin heruntergeladen werden (www.dgsm.de, Zugriff am 05.05.2021).

Der PSQI ist ein einfaches und effektives Verfahren zur Erfassung der subjektiven Schlafqualität. Erfahrungen aus der Geriatrie zeigen, dass der PSQI bei kognitiv nicht stark beeinträchtigten Patienten (Reisberg-Skala < 6) eingesetzt werden kann. Bei 181 geriatrischen Teilnehmern der VALFORTA-Studie fand sich für den PSQI eine akzeptable innere Konsistenz (Cronbachs α = 0,679) und 59 % der Untersuchten hatten einen Gesamtscore von mehr als 5 Punkten (bisher nicht publizierte eigene Daten).

4.9.2.7 Epworth Sleepiness Scale (ESS)

Die Epworth Sleepiness Scale (ESS) wurde zur Erfassung von andauernder Tagesschläfrigkeit (trait-sleepiness) entwickelt (Johns 1991). Bei der ESS wird nach der Wahrscheinlichkeit gefragt, in bestimmten Alltagssituationen einzuschlafen. Die Einschätzung der Probanden für die insgesamt acht Alltagssituationen erfolgt retrospektiv. Die Wahrscheinlichkeit des Einschlafens wird auf einer vierstufigen Skala von 0 bis 3 bewertet. Der Summenscore umfasst einen Bereich von 0 bis 24 und ist ein Maß für den Schweregrad der Tagesschläfrigkeit. Als Grenzwert gilt ein Wert von 11 Punkten. Die Skala wird als Screeninginstrument verwendet und erlaubt nicht die Stellung einer schlafmedizinischen Diagnose.

Die ESS wird nach einer Einweisung durch den Untersucher vom Patienten selbst ausgefüllt. Ältere Menschen benötigen jedoch eine Hilfestellung beim Ausfüllen. Für die eigentliche Auswertung reichen ein bis zwei Minuten.

Die ESS hat eine hohe interne Konsistenz, wenn sie bei mittelalten Patienten (Cronbachs α = 0,88) oder Studenten (Cronbachs α = 0,73) angewendet wird. Auch die Test-Retest-Reliabilität ist hoch (0,82 bei Studenten) (Johns 1992).

In einer Studie zur Normierung der ESS in Deutschland zeigten ältere (70+) gesunde Probanden im Vergleich zu jüngeren Erwachsenen keine signifikanten Abweichungen im Gesamtscore (Sauter et al. 2007). Für geriatrische Patienten ist die deutsche Version der ESS jedoch aufgrund häufiger Auslassungen einzelner Items (70 %) und einer geringen internen Konsistenz (Cronbachs α = 0,52) weniger geeignet (Frohnhofen et al. 2009). Aktuell wird die Epworth Sleepiness Scale in einer für geriatrische Patienten adptierten Version im Rahmen einer multizentrischen Studie validiert (Gronewold et al. 2021).

4.9.2.8 Berliner Fragebogen

Der Berliner Fragebogen war ein Ergebnis einer Konferenz über den Schlaf in der ambulanten Versorgung, an der 120 US-amerikanische und deutsche Lungen- und Hausärzte teilnahmen (April 1996 in Amsterdam). Das Instrument konzentriert sich auf eine begrenzte Anzahl bekannter Risikofaktoren für eine Schlafapnoe. Eine einleitende Frage und vier weitere Fragen betreffen das Schnarchen; drei Fragen richten sich an die Tagesmüdigkeit, mit einer Unterfrage über die Schläfrigkeit hinter dem Lenkrad, also beim Führen eines Kraftfahrzeugs. Eine Frage betrifft die arterielle Hypertonie. Die Patienten werden auch gebeten, Angaben zu Alter, Gewicht, Größe, Geschlecht, Halsumfang und ethnischer Zugehörigkeit zu machen. Adipositas wurde durch die Berechnung des Body-Mass-Index quantifiziert (Netzer et al. 1999).

Die Sensitivität des Fragebogens erreicht in der ambulanten Situation eine Sensitivität von 99 % und eine Spezifität von 80 %. Der positive bzw. negative prädiktive Wert für das Vorliegen einer obstruktiven Schlafapnoe mit einem Apnoe-Hypopnoe-Index von wenigstens 20 Ereignissen pro Stunde beträgt 88 % bzw. 98 % (Harding 2001).

Für geriatrische Patienten liegen bisher keine systematischen Untersuchungen vor. Dennoch erscheint dieser Fragebogen auch für geriatrische Patienten geeignet. Nach eigener Erfahrung benötigt das Ausfüllen des Fragebogens durch den geriatrischen Patienten etwa 15 Minuten, die Auswertung erfolgt innerhalb von zwei Minuten.

4.9.2.9 Essener Fragebogen Alter und Schläfrigkeit (EFAS)

Der Essener Fragebogen Alter und Schläfrigkeit (EFAS) wurde als reines Fremdbeurteilungsinstrument zur Erfassung von Tagesschläfrigkeit bei stationär behandelten geriatrischen Patienten entwickelt.

Die Tagesschläfrigkeit wird von Pflege- oder Betreuungspersonen durch Beobachtung erfasst. Der Beobachtungszeitraum umfasst eine Woche. Dabei wird dokumentiert, wie häufig Schlaf am Tage zu vier vorgegebenen Zeitpunkten vorliegt. Zudem wird die Schlaftiefe qualitativ beurteilt. Für die Gesamtbeurteilung wird die jeweils höchste Bewertung eines von vier

Items in den jeweiligen Kategorien Häufigkeit und Schweregrad verwendet und das Produkt gebildet.

Die Inter-Rater- und die Test-Retest-Reliabilität für den Gesamtscore wurde durch Berechnung des Cohens κ bestimmt. Für eine Subgruppe von Patienten mit erhaltener Selbstbeurteilungsfähigkeit und ohne relevante Hirnleistungsstörung erfolgte eine externe Validierung. Hierzu diente die Frage nach der selbst eingeschätzten Einschlafwahrscheinlichkeit aus dem Schlaffragebogen nach Siegrist (Siegrist und Peter 1986). Die fünfstellige Ratingskala wurde dichotomisiert in die beiden Antwortgruppen »nie/selten« und »gelegentlich/häufig/sehr häufig« und mittels ROC-Analyse mit dem Produktscore (Häufigkeit x Schweregrad, 0–12) der Fremdbeurteilungsskala verglichen. Zudem erfolgte eine externe Validierung mittels Pupillographie, bei der sich akzeptable Werte fanden (Frohnhofen et al. 2013). Der EFAS kann kostenlos von der Homepage der Deutschen Gesellschaft für Schlafforschung und Schlafmedizin heruntergeladen werden (www.DGSM.de, Zugriff am 05.05.2021).

Der Bogen ist aufgrund seiner Struktur grundsätzlich für alle geriatrischen Patienten und insbesondere Demenzkranke und kognitiv beeinträchtigte Menschen anwendbar. Die Bewertung erfolgt sinnvollerweise im geriatrischen Team.

4.10 Schmerz

4.10.1 Schmerz bei alten Menschen

Schmerzen beeinflussen die Lebensqualität, die Selbstversorgungsfähigkeit und Funktionalität, die Hirnleistung und die Stimmungslage. Daher muss das Assessment von Schmerzen obligater Bestandteil eines umfassenden geriatrischen Assessments sein.

Die beste Methode und damit der Goldstandard zur Erfassung von Schmerzen sind die Angaben des Patienten bezüglich der Intensität, der

Häufigkeit, der Art, der Verteilung und der Bewegungsabhängigkeit von Schmerzen.

Nur der Patient selbst kennt das wahre Ausmaß seiner Schmerzen. Kein Assessmentinstrument kann die Angaben des Patienten ersetzen. Assessmentinstrumente können aber helfen, das Management von Schmerzen zu operationalisieren.

Bei kognitiv nicht relevant beeinträchtigten Menschen sollten zunächst Ratingskalen verwendet werden. Dabei können diese numerisch (z. B. von 0 bis 10) oder analog auf einer 10 cm langen Linie eingezeichnet werden. Auch eine semiquantitative Erfassung der Häufigkeit mit den Stufen nie, selten, gelegentlich, häufig oder immer ist ebenso möglich, wie die Schweregradfassung mit Begriffen wie keine, leicht, moderat, stark, unerträglich oder auch mit Bildern von Gesichtern. Solche Angaben dienen auch zur Verlaufsbeurteilung.

Kognitiv beeinträchtige Patienten können oft mit solchen Instrumenten nicht mehr umgehen. Hier helfen Fremdbeurteilungsinstrumente und auch die Beobachtung des Patienten durch die Mitglieder des geriatrischen Teams. Es ist auch wichtig zu beachten, dass sich eine effektive Schmerztherapie günstig auf die Aktivitäten des täglichen Lebens auswirkt. Auch diese durch das geriatrische Team beobachteten Veränderungen können als ein Ansprechen auf die Therapie gewertet werden.

Das Assessment von Schmerzen kann stufenweise erfolgen. Einen Vorschlag zeigt Tabelle 4.21 (▶ Tab. 4.21).

Das Assessment von Schmerzen bei Menschen mit Hirnleistungsstörungen (Demenz), eingeschränkter Kommunikation oder Aphasie muss diese Einschränkungen berücksichtigen, damit Schmerzen nicht übersehen werden. Hier besteht insbesondere die Gefahr, dass Agitiertheit oder Verwirrtheit infolge von Schmerzen als nicht kognitive Störung einer Demenz fehlinterpretiert werden. Für diese Szenarien sind Fremdbeurteilungs- und Beobachtungsskalen verfügbar. Auch bei diesen Patienten sollte die Abklärung stufenweise erfolgen (▶ Tab. 4.22).

Tab. 4.21: Die sechs Stufen des Schmerzassessments für alte Menschen *ohne* kognitive oder kommunikative Beeinträchtigungen (Darstellung auf Grundlage von Booker et al. 2016)

Stufe	Inhalte der Stufen
1	Überprüfung der Fähigkeit zur adäquaten Selbstauskunft
2	Direktes Fragen nach dem Vorhandensein von Schmerzen mit folgenden Inhalten: Ort, Intensität, Dauer, Ausstrahlung, Ruheschmerz, Bewegungsabhängigkeit, Ansprechen auf lindernde Maßnahmen
3	Semiquantitative Erfassung der Schmerzintensität anhand von einer numerischen, verbalen oder analogen Schmerzskala, Schmerzgesichtern (Faces Pain Rating Scale) oder einem Schmerzthermometer (Iowa-Pain-Thermometer)
4	Abschätzung der Auswirkungen von Schmerzen auf die Funktionalität (Brief Pain Inventory, BPI)
5	Abschätzung der Auswirkungen von Schmerzen auf die Stimmung und das Schlafvermögen
6	Behandlungsplan und mit Formulierung von Zielen im Bereich Schmerzintensität, Stimmung, Funktionalität; Führen eines Schmerztagebuches

4.10.2 Skalen zur Erfassung von Schmerzen

Bei Menschen ohne wesentliche kognitive Beeinträchtigung können numerische, analoge, visuelle oder verbale Ratingskalen verwendet werden.

4.10.2.1 Ratingskalen zur Erfassung des Schmerzes

Bei einer *numerischen Ratingskala* soll der Patient das Ausmaß seiner Schmerzen auf einer Zahlenskala von 0 bis 10 selbst ankreuzen. Die Skala kann horizontal oder vertikal angeboten werden, wobei sich die vertikale Version als praxistauglicher erwiesen hat. Da das Schmerzerleben sehr individuell interpretiert werden muss, ist es problematisch, hier einen allgemeingültigen Grenzwert festzulegen. Akzeptiert wird aber oft eine

Tab. 4.22: Die sechs Stufen des Schmerzassessments für alte Menschen *mit* kognitiven oder kommunikativen Beeinträchtigungen (Darstellung auf Grundlage von Booker et al. 2016)

Stufe	Inhalte der Stufen
1	Überprüfung der Fähigkeit zur adäquaten Selbstauskunft
2	Suche nach möglichen Schmerzursachen (Überlaufblase, Koprostase, Lagerung, Exsikkose, Hunger)
3	Patientenbeobachtung anhand einer validen Skala (Pain Assessment in Advanced Dementia (BESD, PAINAID), Pain Assessment Checklist for Seniors with Limited Ability to Communicate (PACSLAC), Beobachtung durch die Mitglieder des geriatrischen Teams
4	Befragung von Angehörigen und Betreuungspersonen
5	Probatorische Schmerztherapie und klinische Beurteilung des Effektes
6	Bei positivem Ansprechen auf eine probatorische Schmerztherapie diese fortführen

angegebene Schmerzintensität von 5, bei deren Erreichen die Indikation zu einer Intervention gesehen wird. Dies darf jedoch nicht dahin fehlinterpretiert werden, dass Menschen mit einer geringeren Intensitätsangabe eine Behandlung nicht gewährt wird. Die individuelle Beurteilung bleibt der entscheidende Parameter.

Visuelle Analogskalen bestehen aus einer 10 cm langen horizontalen Linie. Das linke Ende bedeutet kein Schmerz, das rechte Ende stärkster Schmerz. Der Patient zeichnet seine Schmerzintensität auf dieser Linie ein. Die visuelle Analogskala ist auch im Alter anwendbar, verlangt aber ausreichende Sehfähigkeit und psychomotorische Geschicklichkeit. Sie hat verglichen mit anderen Ratingskalen bei alten Menschen die höchste Fehlerrate (Herr et al. 2006).

Eine weitere Ratingskala ist die *Präsentation von Gesichtern*, deren Ausdruck immer schmerzverzerrter wird. Der Patient wählt den Gesichtsausdruck aus, der seine augenblickliche Schmerzsituation am besten abbildet. Der Vorteil dieser Skala ist, dass sie nicht nur bei kognitiv unauffälligen Patienten verwendet werden kann, sondern auch für Analphabeten und Menschen mit leichter bis moderater Demenz validiert wurde (Herr et al. 2006).

Die *verbale Ratingskala* beschreibt mit Wörtern (kein Schmerz, leichter Schmerz bis zu unerträglichem Schmerz) die Schmerzintensität. Eine verbale Ratingskala ist auch bei alten Menschen valide und reliabel anwendbar.

4.10.2.2 Fremdbeurteilungsinstrumente zur Erfassung des Schmerzes

Hat ein Patient erhebliche Verständnisprobleme oder kann nicht mehr adäquat kommunizieren, werden Beobachtungsskalen verwendet. Sehr häufig trifft diese Situation für fortgeschritten demenzkranke Menschen zu. Da eine Fülle von Beobachtungsskalen zur Schmerzerfassung verfügbar ist, sollen hier nur die beiden am häufigsten verwendeten Skalen vorgestellt werden.

4.10.2.3 Doloplus-2-Skala

Die Doloplus-2-Skala ist eine Fremdbeurteilungsskala, die aus zehn Items besteht. Diese werden in drei Gruppen unterteilt (Likar et al. 2013). Die erste Gruppe – auch als Doloplus-short verfügbar – umfasst die fünf Bereiche verbaler Schmerzausdruck, Schonhaltung in Ruhe, Schutz von schmerzhaften Körperzonen, soziale Aktivitäten und Verhaltensstörungen. Zwei Mobilitätsindikatoren (sich waschen/ankleiden können und mobil sein) bilden die zweite Gruppe der Doloplus-2-Skala. Die dritte Gruppe enthält drei psychomotorische Items (Kommunikation, Sozialverhalten und störendes Verhalten). Jedes dieser zehn Items wird auf einer vierstufigen Skala von 0 und 3 bewertet. Die Aufsummierung ergibt einen Gesamtscore, der von 0 (kein Schmerz) bis 30 (stärkster Schmerz) reicht. Die Doloplus-2-Skala wurde bei ambulanten und akut-stationären alten Menschen sowie bei Pflegeheimbewohnern validiert. Die Skala kann innerhalb von 6 bis 12 Minuten ausgefüllt werden.

4.10.3 Die Beurteilung von Schmerzen bei Demenz (BESD)-Skala

Die Beurteilung von Schmerzen bei Demenz (BESD)-Skala ist die deutsche Version der PAINAD-Skala (Basler et al. 2006). PAINAD ist eine häufig verwendete Fremdbeurteilungsskala zur Erfassung von Schmerzen bei demenzkranken Menschen (Warden et al. 2003).

Die Skala besteht aus den fünf Items Atmung, negative Lautäußerungen, Gesichtsausdruck, Körpersprache und Reaktion auf Trost. Diese fünf Items werden jeweils mit 0 bis 2 Punkten bewertet. Zu den einzelnen Items gibt es jeweils eine kurze Anleitung, so dass die Bewertung objektiver erfolgen kann. Die Summe der Bewertung der einzelnen Items liefert einen Score, der von 0 bis 10 reicht. Bevor die Skala eingesetzt wird, sollte der Patient etwa 2–5 Minuten beobachtet werden. Die Gütekriterien sind akzeptabel und die Skala wurde bei Menschen zu Hause, im Pflegeheim und im Akutkrankenhaus angewendet.

4.11 Die soziale Situation

Das Assessment der sozialen Situation ist ein unverzichtbarer Bestandteil des geriatrischen Assessments. Durch dieses Assessment werden soziale Faktoren erfasst, die für die Planung der weiteren Behandlung und Versorgung unverzichtbar sind.

Zu den sozialen Faktoren mit einem Einfluss auf die Gesundheit und die Lebensqualität gehören Angaben zur Ausbildung und zur beruflichen Tätigkeit, zur aktuellen und künftigen familiären Situation, zu den Sozialkontakten, zur wirtschaftlichen Situation, zu den Wohnverhältnissen und zum Zugang bzw. zur Erreichbarkeit von medizinischen, therapeutischen und pflegerischen Versorgungsleistungen.

Diese Faktoren beeinflussen neben medizinischen und funktionellen Parametern maßgeblich Gesundheit und Lebensqualität (Center for Disease Control und Prevention 2017).

Das Ziel des Sozialassessments ist es, strukturiert die Lebensverhältnisse und die Versorgungssituation eines älteren Menschen zu erfassen. Dabei werden einerseits Ressourcen erfasst. Dazu gehören eine stabile und ausreichende wirtschaftliche Situation, die Einbindung in eine Familie mit entsprechender Unterstützung, ein guter Zugang zu der erforderlichen medizinischen Versorgung durch Hausbesuche seitens des Hausarztes und ein Bringdienst der Apotheke. Andererseits werden auch kritische Situationen abgebildet wie eine problematische Einkommenssituation, die zur Bestreitung der täglichen Grundbedürfnisse nicht mehr ausreicht, Vereinsamung, fehlende Sozialkontakte oder eine fehlende familiäre Anbindung.

Fragebögen helfen bei der Erfassung. Der *Fragebogen zur sozialen Situation (SoS)* nach Nikolaus ist der bisher einzige in Deutschland verfügbare Fragebogen zu dieser Thematik. Dieser Fragebogen wurde 1994 publiziert und seither nicht mehr verändert. Der Fragebogen gliedert sich in die vier Bereiche soziale Kontakte und Unterstützung, soziale Aktivitäten, Wohnsituation und ökonomische Verhältnisse. Die Fragen werden in offener Form gestellt und dann den jeweiligen Kategorien zugeordnet und mit Punkten bewertet. Der Gesamtscore reicht von 0 bis 25 Punkten. Wird ein Wert von 17 oder mehr Punkten erreicht, soll eine weitere Abklärung einschließlich des Hinzuziehens des Sozialdienstes erfolgen. Der Fragebogen hat eine hohe Inter-Rater-Reliabilität und eine akzeptable Test-Retest-Reliabilität. Zudem korreliert der Gesamtscore mit Parametern aus dem geriatrischen Assessment (Nikolaus et al. 1994).

Das grundsätzliche Problem der Verwendung eines Gesamtscores besteht darin, dass die konkret zugrunde liegenden Einzelfaktoren nicht mehr erkennbar sind und in diesem Gesamtscore verschwimmen. Damit hilft der Fragebogen wenig bei der Lösung konkreter individueller Probleme.

Weiterhin werden in dem Fragebogen nach Nikolaus Themen behandelt, die schon Bestandteil anderer Assessmentdomänen sind. So ist die Frage nach bestehenden Interessen im Bereich der sozialen Aktivitäten redundant zu Instrumenten zum Assessment der Stimmungslage. Andererseits enthält dieser mehr als 20 Jahre alte und nicht aktualisierte Fragebogen keine Angaben zur pflegerischen Versorgung im häuslichen Umfeld oder dem Wunsch des Patienten nach seinem weiteren Lebensbereich.

Ein Sozialfragebogen sollte auch verlässlich darüber Auskunft geben können, welche Vorstellung der Patient von seiner weiteren Lebenssituation hat, ob eine Rückkehr in sein bisheriges Wohnumfeld gewünscht und unter welchen Umständen realisierbar ist und welche Hilfen und Hilfsmittel dazu erforderlich sind.

Auch im englischen Sprachraum sind kaum strukturierte Instrumente für ein Sozialassessment verfügbar.

4.12 Delir

4.12.1 Diagnose eines Delirs

Das Delir ist eine gefürchtete und potenziell lebensbedrohliche Komplikation mit klarem Altersbezug. Daher gehört das Erkennen eines Delirs auch in den Bereich der Akutgeriatrie.

Die zahlreichen Instrumente zur Erfassung eines Delirs unterscheiden sich hinsichtlich ihres Inhalts, der beobachteten Delir-Symptome, der Erhebungsdauer sowie ihrer Gütekriterien. Eine Auswahl der am häufigsten verwendeten Instrumente wird im Folgenden vorgestellt.

4.12.1.1 Confusion Assessment Method (CAM)

Die Confusion Assessment Method (CAM) eignet sich zum Screening und zur Diagnostik eines Delirs. Sie kann innerhalb von etwa 5 Minuten erstellt werden. Sie korreliert mit den DSM-5- und ICD-10-Kriterien für ein Delir. Ihre Sensitivität wird mit 94–100 % und ihre Spezifität mit 90–95 % angegeben. Die Anwendung der CAM macht ein spezifisches Training erforderlich, da bei Anwendung ohne ein solches Training die Sensitivität sehr gering ist (Neufeld et al. 2013). Die Skala besteht aus den vier Komponenten Akuität des Beginns der Symptomatik, Aufmerksamkeitsstörung, formale Denkstörung und Bewusstseinstrübung.

4.12.1.2 Delirium Rating Scale (DRS) und die revidierte Form (DRS-R-98)

Die Delirium Rating Scale (DRS) wurde auf dem Boden der DSM-III-Kriterien für die Feststellung des Schweregrades eines Delirs entwickelt (Trzepacz et al. 1988). Die Skala umfasst zehn Items und soll von einem Arzt mit Erfahrung in der Psychiatrie ausgefüllt werden. Jedes Item wird nach einer vorgegebenen Anweisung von 0 bis 4 bewertet. Sofern Items wiederholt bei fehlender Kooperation nicht ausgefüllt werden können, wird ein Punktwert von 1,5 vergeben. Die Summe der Einzelbewertungen bildet einen Gesamtscore, der von 0 bis 32 reicht. Die Beurteilung erfolgt über einen Zeitraum von 24 Stunden, um Fluktuationen der Symptome zu erfassen. Wird ein Grenzwert von zwölf Punkten erreicht, liegt mit hoher Wahrscheinlichkeit ein Delir vor.

Die DRS verfügt über eine ausgezeichnete interne Konsistenz (Cronbachs $\alpha = 0{,}90$). Der positive bzw. negative prädiktive Wert für die Diagnose Delir wird bei gerontopsychiatrischen Patienten unter Verwendung eines Grenzwertes von zehn Punkten mit 33 % bzw. 99 % angegeben (Rosen et al. 1994).

Die Inter-Rater-Reliabilität bei Anwendung durch Psychiater oder Geriatrie betrug 0,86 bzw. 0,97. Die Sensitivität und Spezifität für die Diagnose eines Delirs beträgt je nach gewähltem Grenzwert zwischen 82 % und 94 % bzw. 82 % und 94 % (Trzepacz 1999). Bei einem Grenzwert von zehn Punkten 82 % bzw. 94 %, bei einem Grenzwert von acht Punkten 90 % bzw. 82 %.

Die DRS eignet sich aufgrund der ausgewählten Items zur Diagnostik, zur Schweregradbeurteilung und zur Verlaufskontrolle eines Delirs (Trzepacz 1999).

Die DRS verfügt nicht über gesonderte Items für die Erfassung einer gestörten Aufmerksamkeit, Sprache oder eines gestörten Denkvermögens. Daher wurde diese Skala revidiert und als DRS-R-98 validiert (▶ Tab. 4.23). Die DRS-R-98 verfügt über 16 Items mit einer Bewertung von 0–2 bzw. 0–3. Der Gesamtscore reicht von 0–46 Punkten. Zudem wurde diese Skala für Menschen mit Demenz und Menschen mit psychiatrischen Erkrankungen validiert und ist damit besonders für ältere, geriatrische Patienten geeignet.

Tab. 4.23: DRS-R-98 (modifiziert nach Trzepacz et al. 2001, S. 242)

Schweregrad-Items	Score				Hinweise
Schlaf-Wach-Rhythmus	0	1	2	3	Naps, nächtliche Unruhe, Tag-Nacht-Umkehr
Wahrnehmungsstörungen	0	1	2	3	Sensorisch: akustisch, visuell, olfaktorisch, taktil
Wahn	0	1	2	3	
Affektlabilität	0	1	2	3	ängstlich, aggressiv, ärgerlich
Sprache	0	1	2	3	
Denkstörungen	0	1	2	3	
Motorische Unruhe	0	1	2	3	
Motorische Inaktivität	0	1	2	3	Fixierung
Orientiertheit	0	1	2	3	Ort, Zeit, Person
Aufmerksamkeit	0	1	2	3	
Kurzzeitgedächtnis	0	1	2	3	
Langzeitgedächtnis	0	1	2	3	
Visuo-räumliche Fähigkeiten	0	1	2	3	Hände benutzen können
Diagnose-Items	**Score**				**Hinweise**
Plötzliches Einsetzen	0	1	2	3	
Fluktuieren der Symptome	0	1	2		
Physische Störung	0	1	2		

Durch eine ROC-Analyse wurde ein Grenzwert von 15,25 für die Diagnose eines Delirs ermittelt. Für diesen Grenzwert betrug die Sensitivität 92 % und die Spezifität 93 %. Ein höherer Grenzwert von 17,75 Punkten hatte bei gleicher Sensitivität eine höhere Spezifität (95 %) (Trzepacz et al. 2001).

Die DRS-R-98 eignet sich auch zur Diagnose, zur Schweregradbeurteilung und zur Verlaufskontrolle eines Delirs.

Für die revidierte Form werden die Sensitivitäten bzw. Spezifitäten mit 91–100 % bzw. 85–100 % für den Gesamtscore angegeben (Trzepacz et al. 2001). Die interne Konsistenz betrug für den Gesamtscore 0,90.

4.12.1.3 Memorial Delirium Assessment Scale (MDAS)

Die Memorial Delirium Assessment Scale (MDAS) wurde ursprünglich für die Verlaufsbeurteilung von Delir-Symptomen über eine zeitlich kurze Periode bei Krebspatienten unter einer Opioid-Infusion entwickelt. Die Skala beinhaltet zehn Items. Die Inter-Rater-Reliabilität (0,92) und die interne Konsistenz (Cronbachs $\alpha = 0{,}91$) sind hoch. Es fehlen in dieser Skala jedoch wichtige Charakteristika eines Delirs wie der akute Beginn und das Fluktuieren der Symptome. Daher eignet sich diese Skala eher zur Schweregraderfassung und weniger zur Diagnose eines Delirs (Adamis et al. 2010).

4.12.1.4 NEECHAM Confusion Scale

Dieses Instrument wurde zum raschen bettseitigen Screening auf ein Delir entwickelt (Neelon et al. 1996). Das Instrument besteht aus drei Subskalen. Der Score reicht von 0–30, wobei 30 ein Normalzustand und 0 ein schweres Delir bedeuten. Sensitivität und Spezifität reichen von 30–95 % bzw. 78–92 %.

Das Instrument eignet sich zum Screening, zur Diagnosestellung und zur Einschätzung des Schweregrades eines Delirs.

Die Skala umfasst neun Items, die in drei Subgruppen unterteilt werden (▶ Tab. 4.24).

4.12.1.5 Nursing Delirium Screening Scale (Nu-DESC)

Die Nursing Delirium Screening Scale (Nu-DESC) wurde als Screeninginstrument zur Aufdeckung eines Delirs durch Pflegekräfte einwickelt. Die Skala besteht aus fünf Items, die nach ihrem Ausprägungsgrad von 0 (nicht vorhanden) bis 2 (ausgeprägt vorhanden) bewertet werden (▶ Tab. 4.25).

Tab. 4.24: NEECHAM Confusion Scale (modifiziert nach Van Gemert und Schuurmans 2007, S. 3)

NEECHAM Confusion Scale	Bewertung
I. Reaktionsfähigkeit/Informationsverarbeitung	
• Aufmerksamkeit und Wachheit	0–4
• Verbale und motorische Reaktion	0–5
• Gedächtnis und Orientiertheit	0–5
II. Verhalten	
• Allgemeines Verhalten und Körperhaltung	0–2
• Reaktion auf sensorische Stimuli	0–4
• Reaktion auf Ansprache	0–4
III. Vitalfunktionen	
• Vitalzeichen	0–2
• Sauerstoffsättigung	0–2
• Harninkontinenz	0–2
Summe:	

Bewertung:
0–19 Punkte: moderates bis schweres Delir
20–24 Punkte: mildes oder frühes Delir
25–30 Punkte: kein Anhalt für Delir

Der Gesamtscore wird aus der Summe der Einzelbewertungen gebildet und umfasst einen Bereich von 0–10 Punkten. Zwei und mehr Punkte weisen auf ein Delir hin.

Angaben zur Sensitivität der Nu-DESC schwanken zwischen 32 % und 95 %. Die Spezifität wird mit 87 % angegeben. Dabei sind diese Werte vom Training der Anwender ebenso abhängig wie vom verwendeten Grenzwert. Wird für die Nu-DESC ein Grenzwert von 1 und mehr gewählt, betragen die Sensitivität 86 % und die Spezifität 87 % (Gaudreau et al. 2005). Die Dauer der Erhebung beträgt ca. eine Minute.

In einer Vergleichsstudie an postoperativen Patienten im Aufwachraum wurde bei 21 (14 %) von 133 Patienten ein postoperatives Delir gemäß

Tab. 4.25: Nu-DESC (modifiziert nach Gaudreau et al. 2005, S. 369)

Item	0–3 Punkte
Desorientiertheit	
Inadäquates Verhalten	
Inadäquate Kommunikation	
Verkennung oder Halluzinationen	
Psychomotorische Verlangsamung	
	Summe:

DSM-IV diagnostiziert. Die gleichzeitig durchgeführten Screenings mit CAM und Nu-DESC (Grenzwert 2 und mehr Punkte) ergaben eine Sensitivität bzw. Spezifität von 43 % und 98 % (CAM) bzw. 95 % und 87 % (Nu-DESC) (Radtke et al. 2008). Aufgrund seiner schnellen und einfachen Anwendbarkeit gerade in der klinischen Routine ist die Nu-DESC als Screeninginstrument besonders geeignet.

4.12.1.6 4AT-Test

Der 4AT-Test ist ein kurzer Screeningtest auf das Vorliegen eines Delirs. Der Test besteht aus vier Items, die alle mit dem Buchstaben A beginnen, wodurch der Name des Tests entstand. Der 4AT-Test hat den Vorteil, dass er innerhalb von etwa zwei Minuten durchgeführt werden kann und kein spezielles Training des Untersuchers erforderlich macht. Die vier Items werden gewichtet und entweder mit 0–2 Punkten (Items 2 und 3) oder 0–4 Punkten (Items 1 und 4) bewertet (▶ Abb. 4.8). Der durch Addieren der Einzelwerte gebildete Summenscore hat einen Bereich von 0–12 Punkten. Wird der Grenzwert von 3 Punkten überschritten, besteht der Verdacht auf das Vorliegen eines Delirs (Saller et al. 2019; Shenkin et al. 2018).

4 Die Domänen des geriatrischen Assessments

4AT

Test zur Bewertung von Delir und kognitiver Einschränkung

Patientenname:
Geburtsdatum:
Patientenetikett:

Datum: Uhrzeit:
Untersucher:

Bitte Ankreuzen

[1] Wachheit
Dieser Punkt soll auch bei schwer erweckbaren, schläfrigen oder agitierten/hyperaktiven Patienten angewendet werden. Beobachten Sie den Patienten. Wenn sie/er schläft, versuchen Sie sie/ihn durch Ansprache oder durch eine Berührung an der Schulter aufzuwecken. Fragen Sie etwa nach dem Namen und der Adresse, um die Beurteilung zu erleichtern.

Normale Reaktion (komplett aufmerksam, nicht agitiert).	0
Weniger als 10 Sekunden schläfrig, dann normal.	0
Deutlich unnormale Reaktion.	4

[2] Orientierung (AMT4)
Korrekte Nennung von Alter, Geburtsdatum, aktuellem Ort (Name der Klinik, des Gebäudes), aktuellem Kalenderjahr.

Fehlerfrei.	0
1 Fehler.	1
2 oder mehr Fehler.	2

[3] Aufmerksamkeit
Fordern Sie den Patienten auf: „Nennen Sie mir die Monate eines Jahres rückwärts, beginnend mit Dezember." Zum Verständnis der Aufgabe ist als Hilfestellung die Frage „Welcher Monat kommt vor dem Dezember?", etc., erlaubt.

Nennung von sieben oder mehr Monaten in korrekter Reihe.	0
Beginnt, erreicht aber nicht sieben Monate, keine Compliance.	1
Nicht durchführbar (sediert/fehlende Wachheit, Unwohlsein).	2

[4] Akute oder fluktuierende Symptomatik
Hinweis auf deutliche Änderung oder wechselnde Symptome bezüglich Wachheit oder Wahrnehmung, (z.B. auch Wahn, Halluzinationen) die innerhalb von zwei Wochen begannen und in den vergangenen 24 Stunden noch bestanden.

Nein.	0
Ja.	4

4 oder mehr Punkte: Delir möglich
+/- kognitive Beeinträchtigung
1-3: mögliche kognitive Beeinträchtigung
0: Delir oder schwere kognitive Beeinträchtigung unwahrscheinlich, aber möglich, wenn [4] unvollständig

4AT SCORE ☐

Durchführungsregeln   Deutsche Version 1.3., Informationen und Download: www.the4AT.com
Der 4AT-Test ist ein Screening zur schnellen Ersteinschätzung von Delir und kognitiver Einschränkung. Ein Wert von 4 oder mehr ist ein Hinweis auf Delir, erlaubt aber keine Diagnose. Eine genauere Untersuchung des geistigen Zustands kann nötig sein, um diese Diagnose zu stellen. Ein Wert von 1-3 spricht für eine kognitive Einschränkung, hier sollte eine detailliertere kognitive Testung und Anamneseerhebung erfolgen. Ein Wert von 0 kann nicht sicher ein Delir oder Demenz ausschließen: Abhängig von klinischem Befund kann eine detailliertere Untersuchung notwendig sein. Die Punkte [1]–[3] sind ausschließlich bezogen auf die Beobachtung des Patienten zum Zeitpunkt der Untersuchung. Punkt [4] erfordert Informationen aus anderen Quellen, z.B. der Anamnese, dem Verlauf, anderem medizinischen Personal, das den Patienten kennt (Pflegekraft), Arztbriefe, Verlaufsdokumentationen, häusliche Pflegekräfte. Der Untersuchende sollte bei der Untersuchung und der Beurteilung der Ergebnisse auf Kommunikationsbarrieren achten (Hörbeeinträchtigung, Dysphasie, fehlende Sprachkenntnisse). **Wachheit:** Bei einer Veränderung der Wachheit im Kontext eines Krankenhausaufenthaltes handelt es sich sehr wahrscheinlich um ein Delir. Wenn der Patient eine deutlich veränderte Wachheit während der Untersuchung aufweist, wird bei diesem Punkt der Wert 4 vergeben. Der Wert **Orientierung** [3] entspricht dem AMT4 (Abbreviated Mental Test - 4) entnommen werden, wenn dieser unmittelbar zuvor durchgeführt wurde. **Akute Veränderungen oder fluktuierender Verlauf:** Bei Einzelformen von Demenz kann es zu fluktuierenden Veränderungen kommen, ohne dass ein Delir vorliegen muss. Ausgeprägte fluktuierende Symptome sind aber bezeichnend für ein Delir. Um Halluzinationen und wahnhafte Gedanken zu eruieren, fragen Sie den Patienten z.B. "Beunruhigt Sie irgendetwas hier?", "Haben Sie Angst vor irgendwem oder irgendetwas?" "Haben Sie irgendetwas Seltsames gesehen oder gehört?".

Abb. 4.8: 4AT-Test (Deutsche Version 1.3., © 2015–2021 T. Saller für die deutsche Fassung, basierend auf MacLullich, Ryan, Cash 2011–2014. Informationen und Download: www.the4AT.com, Zugriff am 05.05.2021)

Literatur

Adamis D, Sharma N, Whelan PJP et al. (2010) Delirium scales: A review of current evidence. Aging & mental health 14 (5):543–555.

Allgaier A-K, Kramer D, Mergl R et al. (2011) Validität der Geriatrischen Depressionsskala bei Altenheimbewohnern. Vergleich von GDS-15, GDS-8 und GDS-4. Psychiatrische Praxis 38 (6):280–286.

Allgaier A-K, Kramer D, Saravo B et al. (2013) Beside the Geriatric Depression Scale. The WHO-Five Well-being Index as a valid screening tool for depression in nursing homes. International journal of geriatric psychiatry 28 (11):1197–1204.

Andresen EM, Vahle VJ, Lollar D (2001) Proxy reliability: health-related quality of life (HRQoL) measures for people with disability. Quality of life research: an international journal of quality of life aspects of treatment, care and rehabilitation 10 (7):609–619.

Aprahamian I, Martinelli JE, Neri AL et al. (2009) The Clock Drawing Test: A review of its accuracy in screening for dementia. Dementia & neuropsychologia 3 (2):74–81.

Aprahamian I, Martinelli JE, Neri AL et al. (2010) The accuracy of the Clock Drawing Test compared to that of standard screening tests for Alzheimer's disease: results from a study of Brazilian elderly with heterogeneous educational backgrounds. International psychogeriatrics 22 (1):64–71.

Arroll B, Goodyear-Smith F, Crengle S et al. (2010) Validation of PHQ-2 and PHQ-9 to screen for major depression in the primary care population. Annals of family medicine 8 (4):348–353.

Arroll B, Khin N, Kerse N (2003) Screening for depression in primary care with two verbally asked questions: cross sectional study. BMJ (Clinical research ed.) 327 (7424):1144–1146.

Bandeen-Roche K, Xue Q-L, Ferrucci L et al. (2006) Phenotype of frailty: characterization in the women's health and aging studies. The journals of gerontology. Series A, Biological sciences and medical sciences 61 (3):262–266.

Barrett-Connor E (1991) Nutrition epidemiology. How do we know what they ate? The American journal of clinical nutrition 54 (1 Suppl):182–187.

Basler HD, Hüger D, Kunz R et al. (2006) Beurteilung von Schmerz bei Demenz (BESD). Untersuchung zur Validität eines Verfahrens zur Beobachtung des Schmerzverhaltens. Schmerz (Berlin, Germany) 20 (6):519–526.

Beaton GH, Milner J, Corey P et al. (1979) Sources of variance in 24-hour dietary recall data. Implications for nutrition study design and interpretation. The American journal of clinical nutrition 32 (12):2546–2559.

Beauchet O, Fantino B, Allali G et al. (2011) Timed Up and Go test and risk of falls in older adults: a systematic review. The journal of nutrition, health & aging 15 (10):933–938.

Beaudreau SA, Spira AP, Stewart A et al. (2012) Validation of the Pittsburgh Sleep Quality Index and the Epworth Sleepiness Scale in older black and white women. Sleep medicine 13 (1):36–42.

Beck AM, Ovesen L, Osler M (1999) The »Mini Nutritional Assessment« (MNA) and the »Determine Your Nutritional Health« Checklist (NSI Checklist) as predictors of morbidity and mortality in an elderly Danish population. The British journal of nutrition 81 (1):31–36.

Beck AM, Ovesen L, Schroll M (2001) A six months' prospective follow-up of 65+-y-old patients from general practice classified according to nutritional risk by the Mini Nutritional Assessment. European journal of clinical nutrition 55 (11):1028–1033.

Beeri MS, Schmeidler J, Sano M et al. (2006) Age, gender, and education norms on the CERAD neuropsychological battery in the oldest old. Neurology 67 (6):1006–1010.

Behrman AL, Light KE, Miller GM (2002) Sensitivity of the Tinetti Gait Assessment for detecting change in individuals with Parkinson's disease. Clinical rehabilitation 16 (4):399–405.

Berg KO, Wood-Dauphinee SL, Williams JI et al. (1992) Measuring balance in the elderly: validation of an instrument. Canadian journal of public health = Revue canadienne de sante publique 83 (Suppl 2):7–11.

Bickel H (2007) Deutsche Version der Confusion Assessment Method (CAM) zur Diagnose eines Delirs. Psychosomatik und Konsiliarpsychiatr 1 (3):224–228.

Black AE, Cole TJ (2001) Biased over- or under-reporting is characteristic of individuals whether over time or by different assessment methods. Journal of the American Dietetic Association 101 (1):70–80.

Blake H, McKinney M, Treece K et al. (2002) An evaluation of screening measures for cognitive impairment after stroke. Age and ageing 31 (6):451–456.

Bland RC, Newman SC (2001) Mild dementia or cognitive impairment: the Modified Mini-Mental State examination (3MS) as a screen for dementia. Canadian journal of psychiatry. Revue canadienne de psychiatrie 46 (6):506–510.

Bleda MJ, Bolibar I, Parés R et al. (2002) Reliability of the mini nutritional assessment (MNA) in institutionalized elderly people. The journal of nutrition, health & aging 6 (2):134–137.

Block G (1989) Human dietary assessment. Methods and issues. Preventive medicine 18 (5):653–660.

Bloom HG, Ahmed I, Alessi CA et al. (2009) Evidence-based recommendations for the assessment and management of sleep disorders in older persons. Journal of the American Geriatrics Society 57 (5):761–789.

Bohannon RW (2006) Reference values for the five-repetition sit-to-stand test: a descriptive meta-analysis of data from elders. Perceptual and motor skills 103 (1): 215–222.

Bohannon RW (2008) Population representative gait speed and its determinants. Journal of geriatric physical therapy (2001) 31 (2):49–52.

Bonnefoy M, Normand S, Pachiaudi C et al. (2001) Simultaneous validation of ten physical activity questionnaires in older men: a doubly labeled water study. Journal of the American Geriatrics Society 49 (1):28–35.

Booker SS, Bartoszczyk DA, Herr KA (2016) Managing pain in frail elders. American nurse today 11 (4).

Borson S, Scanlan JM, Watanabe J et al. (2005) Simplifying detection of cognitive impairment: comparison of the Mini-Cog and Mini-Mental State Examination in a multiethnic sample. Journal of the American Geriatrics Society 53 (5):871–874.

Boyle LL, Richardson TM, He H et al. (2011) How do the PHQ-2, the PHQ-9 perform in aging services clients with cognitive impairment? International journal of geriatric psychiatry 26 (9):952–960.

Bravo G, Hébert R (1997) Reliability of the Modified Mini-Mental State Examination in the context of a two-phase community prevalence study. Neuroepidemiology 16 (3):141–148.

Bryan S, Hardyman W, Bentham P et al. (2005) Proxy completion of EQ-5D in patients with dementia. Quality of life research: an international journal of quality of life aspects of treatment, care and rehabilitation 14 (1):107–118.

Burleigh E, Reeves I, McAlpine C et al. (2002) Can doctors predict patients' abbreviated mental test scores. Age and ageing: the journal of the British Geriatrics Society and the British Society for Research on Ageing 31 (4):303–306.

Buysse DJ, Reynolds CF, Monk TH et al. (1989) The Pittsburgh Sleep Quality Index: a new instrument for psychiatric practice and research. Psychiatry research 28 (2):193–213.

Calabrese P, Kalbe E, Kessler J (2019) DemTect®. Zur Unterstützung der Demenz-Diagnostik. Köln: ProLog, Therapie- und Lernmittel GmbH.

Callahan CM, Unverzagt FW, Hui SL et al. (2002) Six-item screener to identify cognitive impairment among potential subjects for clinical research. Medical care 40 (9):771–781.

Campbell AJ, Buchner DM (1997) Unstable disability and the fluctuations of frailty. Age and ageing 26 (4):315–318.

Carpenter CR, Bassett ER, Fischer GM et al. (2011) Four sensitive screening tools to detect cognitive dysfunction in geriatric emergency department patients: brief Alzheimer's Screen, Short Blessed Test, Ottawa 3DY, and the caregiver-completed

AD8. Academic emergency medicine: official journal of the Society for Academic Emergency Medicine 18 (4):374–384.

Cavrini G, Broccoli S, Puccini A et al. (2012) EQ-5D as a predictor of mortality and hospitalization in elderly people. Quality of life research: an international journal of quality of life aspects of treatment, care and rehabilitation 21 (2):269–280.

Center for Disease Control and Prevention (2017) Social Detreminants of Health: Know what affects health (www.cdc.gov/socialdeterminants/, Zugriff am 30.04.2021).

Clark CM, Sheppard L, Fillenbaum GG et al. (1999) Variability in annual Mini-Mental State Examination score in patients with probable Alzheimer disease: a clinical perspective of data from the Consortium to Establish a Registry for Alzheimer's Disease. Archives of neurology 56 (7):857–862.

Close JCT, Lord SR, Antonova EJ et al. (2012) Older people presenting to the emergency department after a fall: a population with substantial recurrent healthcare use. Emergency medicine journal: EMJ 29 (9):742–747.

Cohendy R, Rubenstein LZ, Eledjam JJ (2001) The Mini Nutritional Assessment-Short Form for preoperative nutritional evaluation of elderly patients. Aging (Milan, Italy) 13 (4):293–297.

Cohen-Mansfield J, Waldhorn R, Werner P et al. (1990) Validation of sleep observations in a nursing home. Sleep 13 (6): 512–525.

Cohen-Mansfield J, Werner P, Marx MS (1989) An observational study of agitation in agitated nursing home residents. International psychogeriatrics 1 (2):153–165.

Collard RM, Boter H, Schoevers RA et al. (2012) Prevalence of frailty in community-dwelling older persons: a systematic review. Journal of the American Geriatrics Society 60 (8):1487–1492.

Conrad I, Matschinger H, Riedel-Heller S et al. (2014) The psychometric properties of the German version of the WHOQOL-OLD in the German population aged 60 and older. Health and quality of life outcomes 12:105.

Coster WJ, Haley SM, Jette AM (2006) Measuring patient-reported outcomes after discharge from inpatient rehabilitation settings. Journal of rehabilitation medicine 38 (4):237–242.

da Silva JV, Baptista MN (2016) Vitor Quality of Life Scale for the Elderly: evidence of validity and reliability. SpringerPlus 5 (1):1450.

Djukanovic I, Carlsson J, Årestedt K (2017) Is the Hospital Anxiety and Depression Scale (HADS) a valid measure in a general population 65–80 years old? A psychometric evaluation study. Health and quality of life outcomes 15 (1):193.

Dodds TA, Martin DP, Stolov WC et al. (1993) A validation of the functional independence measurement and its performance among rehabilitation inpatients. Archives of physical medicine and rehabilitation 74 (5):531–536.

Donini LM, Savina C, Rosano A et al. (2003) MNA predictive value in the follow-up of geriatric patients. The journal of nutrition, health & aging 7 (5):282–293.

Ehreke L, Luppa M, Luck T et al. (2009) Is the clock drawing test appropriate for screening for mild cognitive impairment?–Results of the German study on

Ageing, Cognition and Dementia in Primary Care Patients (AgeCoDe). Dementia and geriatric cognitive disorders 28 (4):365–372.

Ehrensperger MM, Berres M, Taylor KI et al. (2010) Screening properties of the German IQCODE with a two-year time frame in MCI and early Alzheimer's disease. International psychogeriatrics 22 (1):91–100.

Elie M, Rousseau F, Cole M et al. (2000) Prevalence and detection of delirium in elderly emergency department patients. CMAJ: Canadian Medical Association journal = journal de l'Association medicale canadienne 163 (8):977–981.

Ellert U, Bellach B-M (1999) Der SF-36 im Bundes-Gesundheitssurvey. Beschreibung einer aktuellen Normstichprobe. Das Gesundheitswesen: Sozialmedizin, Gesundheits-System-Forschung, medizinischer Dienst, public health, öffentlicher Gesundheitsdienst, Versorgungsforschung 61 (2):184–190.

Elsawy B, Higgins KE (2011) The geriatric assessment. American family physician 83 (1):48–56.

Ensrud KE, Ewing SK, Taylor BC et al. (2007) Frailty and risk of falls, fracture, and mortality in older women: the study of osteoporotic fractures. The journals of gerontology. Series A, Biological sciences and medical sciences 62 (7):744–751.

Ensrud KE, Ewing SK, Taylor BC et al. (2008) Comparison of 2 frailty indexes for prediction of falls, disability, fractures, and death in older women. Archives of internal medicine 168 (4):382–389.

Eriksen CW, Hamlin RM, Daye C (1973) Aging adults and rate of memory scan. Bulletin of the Psychonomic Society (1):259–260.

Fejtkova S (2010) Validierung der Screeninginstrumente. Geriatrische Depressionsskala in der Kurzform (GDS-15) und Fragebogen zum Wohlbefinden (WHO-5) bei Bewohnern von Alten- und Pflegeheimen. München, Univ., Diss., 2010 (http://d-nb.info/1006195092/34, Zugriff am 30.04.2021).

Fillenbaum GG, Hughes DC, Heyman A et al. (1988) Relationship of health and demographic characteristics to Mini-Mental State examination score among community residents. Psychological medicine 18 (3):719–726.

Folstein M, Folstein S, McHugh P (1975) Mini-mental state. A practical method for grading for cognitive state of patients fort he clinician. J Psychiatr Res 12(3):189–198.

Fortney JC, Unützer J, Wrenn G et al. (2018) A Tipping Point for Measurement-Based Care. Focus (American Psychiatric Publishing) 16 (3):341–350.

Freeman RQ, Giovannetti T, Lamar M et al. (2000) Visuoconstructional problems in dementia: contribution of executive systems functions. Neuropsychology 14 (3):415–426.

Fried LP, Borhani NO, Enright P et al. (1991) The Cardiovascular Health Study: design and rationale. Annals of epidemiology 1 (3):263–276.

Fried LP, Tangen CM, Walston J et al. (2001) Frailty in older adults: evidence for a phenotype. The journals of gerontology. Series A, Biological sciences and medical sciences 56 (3), M146–56.

Frohnhofen H, Fulda S, Frohnhofen K et al. (2013) Validation of the Essener Questionnaire of Age and Sleepiness in the elderly using pupillometry. Advances in experimental medicine and biology 755:125–132.

Frohnhofen H, Schlitzer J, Wehling M. et al. (2018) Gütekriterien der Epworth Sleepiness Scale bei der Anwendung in der Geriatrie. Somnologie (22):228–232.

Further MJ (Hrsg.) (1987) Rehabilitation outcomes, Analysis and Measurement. A uniform national data system for medical rehabilitation. With assistance of Hamilton B., Granger C., Sherwin R., Zielezny M., Lashman J. Baltimore: P. H. Brookes.

Gallo JJ, Marino S, Ford D et al. (1995) Filters on the pathway to mental health care, II. Sociodemographic factors. Psychological medicine 25 (6):1149–1160.

Gaudreau J-D, Gagnon P, Harel F et al. (2005) Fast, systematic, and continuous delirium assessment in hospitalized patients: the nursing delirium screening scale. Journal of pain and symptom management 29 (4):368–375.

Gazzotti C, Albert A, Pepinster A et al. (2000) Clinical usefullness of the mini nutritional assessment (MNA) scale in geriatric medicine. The journal of nutrition, health & aging: an international journal 4 (3):176–181.

Gibbons L, Carle A, Mackin S et al. (2012) A copmposite score for executive functioning, validated in Alzheimer's Disease Neuroimaging Initiative (ADNI) participants with baseline mild cognitive impairment. Brain Imaging Behav 6:517–527.

Gill TM, Gahbauer EA, Han L et al. (2010) Trajectories of disability in the last year of life. The New England journal of medicine 362 (13):1173–1180.

Gittelsohn J, Shankar AV, Pokhrel RP et al. (1994) Accuracy of estimating food intake by observation. Journal of the American Dietetic Association 94 (11):1273–1277.

Gosman-Hedström G, Svensson E (2000) Parallel reliability of the functional independence measure and the Barthel ADL index. Disability and rehabilitation 22 (16):702–715.

Granger CV, Albrecht GL, Hamilton BB. (1979) Outcome of comprehensive medical rehabilitation: measurement by PULSES profile and the Barthel Index. Archives of physical medicine and rehabilitation 60 (4):145–154.

Granger CV, Cotter AC, Hamilton BB et al. (1990) Functional assessment scales: a study of persons with multiple sclerosis. Archives of physical medicine and rehabilitation 71 (11):870–875.

Greiner W, Claes C, Busschbach JJV et al. (2005) Validating the EQ-5D with time trade off for the German population. The European journal of health economics: HEPAC: health economics in prevention and care 6 (2):124–130.

Griep MI, Mets TF, Collys K et al. (2000) Risk of malnutrition in retirement homes elderly persons measured by the »Mini-Nutritional Assessment«. The journals of gerontology / A 55 (2):57–63.

Gronewold J, Lenuck M, Gülderen I, Scharf A, Penzel T, Johns M, Frohnhofen H, Hermann D (2021) Developing an alternative version of the Epworth

Sleepiness Scale to assess daytime sleepiness in adults with physical or mental disabilities. Gerontology 67(1):49–59.

Guralnik JM, Branch LG, Cummings SR et al. (1989) Physical performance measures in aging research. Journal of gerontology 44 (5):M141–6.

Guralnik JM, Simonsick EM, Ferrucci L et al. (1994) A short physical performance battery assessing lower extremity function. Association with self-reported disability and prediction of mortality and nursing home admission. The journals of gerontology 49 (2):85–94.

Guthrie HA, Scheer JC (1981) Validity of a dietary score for assessing nutrient adequacy. Journal of the American Dietetic Association 78 (3):240–245.

Harada N, Chiu V, Damron-Rodriguez J et al. (1995) Screening for balance and mobility impairment in elderly individuals living in residential care facilities. Physical therapy 75 (6):462–469.

Harding SM (2001) Prediction formulae for sleep-disordered breathing. Current opinion in pulmonary medicine 7 (6):381–385.

Hardy SE, Perera S, Roumani YF et al. (2007) Improvement in usual gait speed predicts better survival in older adults. Journal of the American Geriatrics Society 55 (11):1727–1734.

Hays R, Sherbourne C, Mazel R (1993) The RAND-36-Item Health Survey 1.0. Health Econ 2:217–227.

Heady JA (1961) Diets of bank clerks. Development of a method of classifying the diets of individuals for use in epidemiological studies: read before the Royal Statist. Society on 19.4.1961. Journal of the Royal Statistical Society / A 124 (3):336–361.

Heidenblut S, Zank S (2010) Entwicklung eines neuen Depressionsscreenings für den Einsatz in der Geriatrie. Die »Depression-im-Alter-Skala« (DIA-S). Zeitschrift für Gerontologie und Geriatrie 43 (3):170–176.

Herr K, Coyne PJ, Key T et al. (2006) Pain assessment in the nonverbal patient: position statement with clinical practice recommendations. Pain management nursing: official journal of the American Society of Pain Management Nurses 7 (2):44–52.

Herrmann N, Black SE, Lawrence J et al. (1998) The Sunnybrook Stroke Study: a prospective study of depressive symptoms and functional outcome. Stroke 29 (3):618–624.

Hobert MA, Bernhard FP, Bettecken K et al. (2019) Validierung des Geriatrie-Checks in einer Kohorte von stationären neurologischen Patienten. Zeitschrift fur Gerontologie und Geriatrie 52 (2):172–178.

Hofmann W, Nikolaus T, Pientka L et al. (1995) Arbeitsgruppe »Geriatrisches Assessment« (AGAST): Empfehlungen für den Einsatz von Assessment-Verfahren. Zeitschrift für Gerontologie + Geriatrie: mit European Journal of Geriatrics 28 (1):29–34.

Hoogerduijn JG, Schuurmans MJ, Korevaar JC et al. (2010) Identification of older hospitalised patients at risk for functional decline, a study to compare the predictive values of three screening instruments. Journal of clinical nursing 19 (9–10):1219–1225.

Hoops S, Nazem S, Siderowf AD et al. (2009) Validity of the MoCA and MMSE in the detection of MCI and dementia in Parkinson disease. Neurology 73 (21):1738–1745.

Hubbard EJ, Santini V, Blankevoort CG et al. (2008) Clock drawing performance in cognitively normal elderly. Archives of clinical neuropsychology: the official journal of the National Academy of Neuropsychologists 23 (3):295–327.

Huyse FJ, de Jonge P, Slaets JP et al. (2001) COMPRI–an instrument to detect patients with complex care needs: results from a European study. Psychosomatics 42 (3):222–228.

Ihl R, Frölich L, Dierks T et al. (1992) Differential validity of psychometric tests in dementia of the Alzheimer type. Psychiatry research 44 (2):93–106.

Ihl R, Grass-Kapanke B, Lahrem P et al. (2000) Entwicklung und Validierung eines Tests zur Früherkennung der Demenz mit Depressionsabgrenzung (TFDD). Fortschritte der Neurologie-Psychiatrie 68 (9):413–422.

Islam A, Muir-Hunter SW, Speechley M et al. (2014) Facilitating Frailty Identification: Comparison of Two Methods among Community-Dwelling Order Adults. The Journal of frailty & aging 3 (4):216–221.

Ismail SA, Pope I, Bloom B, et al. (2017) Risk factors for admission at three urban emergency departments in England: a cross-sectional analysis of attendances over 1 month. BMJ open 7 (6):e011547.

Janssen MF, Birnie E, Haagsma JA et al. (2008) Comparing the standard EQ-5D three-level system with a five-level version. Value in health: the journal of the International Society for Pharmacoeconomics and Outcomes Research 11 (2):275–284.

Jennings J (2017) How can I help older people in hospital get home sooner and prevent deconditioning? Nursing older people 29 (6):21.

Jette AM (1984) Concepts of health and methodological issues in functional assessment. In: Granger CV, Gresham GE (Hrsg.) Functional assessment in rehalitation medicine. Baltimore: Williams and Wilkins. S. 46–64.

Johns MW (1991) A new method for measuring daytime sleepiness: the Epworth sleepiness scale. Sleep 14 (6):540–545.

Johns MW (1992) Reliability and factor analysis of the Epworth Sleepiness Scale. Sleep 15 (4):376–381.

Jokelainen J, Timonen M, Keinänen-Kiukaanniemi S et al. (2019) Validation of the Zung self-rating depression scale (SDS) in older adults. Scandinavian journal of primary health care 37 (3):353–357.

Jones RN, Gallo JJ (2001) Education bias in the mini-mental state examination. International psychogeriatrics 13 (3):299–310.

Jonghe J, Baneke J (1989) The Zung Self-rating Depression Scale: A Replication Study on Reliability, Validity and Prediction. Psychological Reports 64: 833–834.

Juma S, Taabazuing M-M, Montero-Odasso M (2016) Clinical Frailty Scale in an Acute Medicine Unit: a Simple Tool That Predicts Length of Stay. Canadian geriatrics journal: CGJ 19 (2):34–39.

Junius-Walker U, Daether-Kracke N, Krause O (2016) It's MAGIC- einfaches geriatrisches Basisassessment für die Hausarztpraxis validiert. Z Allgem Med 92: 169–175.

Kahlon S, Pederson J, Majumdar SR et al. (2015) Association between frailty and 30-day outcomes after discharge from hospital. CMAJ: Canadian Medical Association journal = journal de l'Association medicale canadienne 187 (11):799–804.

Kalbe E, Kessler J, Calabrese P et al. (2004) DemTect: a new, sensitive cognitive screening test to support the diagnosis of mild cognitive impairment and early dementia. International journal of geriatric psychiatry 19 (2):136–143.

Kanwar A, Singh M, Lennon R et al. (2013) Frailty and health-related quality of life among residents of long-term care facilities. Journal of aging and health 25 (5):792–802.

Katz S, Ford AB, Moskowitz RW et al. (1963) Studies of illness in the aged. The index of ADL: A standardized measure of biological and psychological function. JAMA 185:914–919.

Kaup AR, Byers AL, Falvey C et al. (2016) Trajectories of Depressive Symptoms in Older Adults and Risk of Dementia. JAMA psychiatry 73 (5):525–531.

Kawada T (2008) Agreement rates for sleep/wake judgments obtained via accelerometer and sleep diary: a comparison. Behavior research methods 40 (4):1026–1029.

Kent P (2013) The Evolution of the Wechsler Memory Scale: A Selective Review. Applied neuropsychology. Adult 20 (4):277–291.

Kim S, Jahng S, Yu K-H et al. (2018) Usefulness of the Clock Drawing Test as a Cognitive Screening Instrument for Mild Cognitive Impairment and Mild Dementia: an Evaluation Using Three Scoring Systems. Dementia and neurocognitive disorders 17 (3):100–109.

Kondrup J, Allison SP, Elia M et al. (2003) ESPEN guidelines for nutrition screening 2002. Clinical nutrition (Edinburgh, Scotland) 22 (4):415–421.

Kondrup J, Johansen N, Plum LM et al. (2002) Incidence of nutritional risk and causes of inadequate nutritional care in hospitals. Clinical nutrition (Edinburgh, Scotland) 21 (6):461–468.

Kroenke K, Spitzer RL, Williams JB (2001) The PHQ-9: validity of a brief depression severity measure. Journal of general internal medicine 16 (9):606–613.

Krupp S, Seebens A, Kasper J, Willkomm M, Balck F (2018) Validierung der deutschen Fassung des Six-Item Screeners: Kognitiver Kurztest mit breiten Anwendungsmöglichkeiten. In Zeitschrift für Gerontologie und Geriatrie 51 (3):275–281. DOI: 10.1007/s00391-016-1177-z. © Die Autoren 2017; Lizenz: CC BY 4.0.

Kueper JK, Speechley M, Montero-Odasso M (2018) The Alzheimer's Disease Assessment Scale-Cognitive Subscale (ADAS-Cog): Modifications and Responsiveness in Pre-Dementia Populations. A Narrative Review. Journal of Alzheimer's disease: JAD 63 (2):423–444.

La Rue A (1982) Memory loss and aging. Distinguishing dementia from benign senescent forgetfulness and depressive pseudodementia. The Psychiatric clinics of North America 5 (1):89–103.

Lachs MS, Feinstein AR, Cooney LM et al. (1990) A simple procedure for general screening for functional disability in elderly patients. Annals of internal medicine 112 (9):699–706.

Lam LCW, Chiu HFK, Ng KO et al. (1998) Clock-face drawing, reading and setting tests in the screening of dementia in Chinese elderly adults. The journals of gerontology / B 53 (6):353–357.

LaMantia MA, Messina FC, Hobgood CD et al. (2014) Screening for delirium in the emergency department: a systematic review. Annals of emergency medicine 63 (5):551–560.e2.

Lawton MP, Brody EM (1969) Assessment of older people: self-maintaining and instrumental activities of daily living. The Gerontologist 9 (3):179–186.

Lee-Han H, McGuire V, Boyd NF (1989) A review of the methods used by studies of dietary measurement. Journal of clinical epidemiology 42 (3):269–279.

Lewis Hunter AE, Spatz ES, Bernstein SL et al. (2016) Factors Influencing Hospital Admission of Non-critically Ill Patients Presenting to the Emergency Department: a Cross-sectional Study. Journal of general internal medicine 31 (1):37–44.

Lezak MD, Howieson DB, Bigler ED et al. (2012) Neuropsychological assessment. 5. Aufl. New York: Oxford University Press.

Likar R, Pipam W, Stampfer-Lackner W (2013) Schmerzmessung bei kognitiv beeinträchtigten Patienten mit der Doloplus-2-Skala. In: Pinter G, Likar R, Schippinger W, Janig H, Kada O, Cernic K (Hrsg.) Geriatrische Notfallversorgung. Strategien und Konzepte. Wien (u. a.): Springer. S. 361–368.

Lliffe S, Manthorpe J (2004) The hazards of early recognition of dementia: a risk assessment. Aging & mental health 8 (2):99–105.

Llinàs-Reglà J, Vilalta-Franch J, López-Pousa S et al. (2017) The Trail Making Test. Assessment 24 (2):183–196.

Lo AX, Flood KL, Biese K et al. (2017) Factors Associated With Hospital Admission for Older Adults Receiving Care in U.S. Emergency Departments. The journals of gerontology. Series A, Biological sciences and medical sciences 72 (8):1105–1109.

Lowe DA, Balsis S, Benge JF et al. (2015) Adding delayed recall to the ADAS-cog improves measurement precision in mild Alzheimer's disease: Implications for predicting instrumental activities of daily living. Psychological assessment 27 (4):1234–1240.

Lübke N (i.A. der Bundesarbeitsgemeinschaft der Klinisch-Geriatrischen Einrichtungen e.V. – seit 2008: Bundesverband Geriatrie e.V.) (2004) Hamburger Einstufungsmanual zum Barthel-Index (11/2004). Bundesverband Geriatrie e. V. (https://www.bv-geriatrie.de/images/INHALTE/Verband/0411_Hamburger_Manual_Barthel_Index.pdf, Zugriff am 12.05.2021)

Luck T, Riedel-Heller SG, Wiese B et al. (2009) CERAD-NP-Testbatterie: Alters-, geschlechts- und bildungsspezifische Normen ausgewählter Subtests. Ergebnisse der German Study on Ageing, Cognition and Dementia in Primary Care Patients (AgeCoDe). Zeitschrift fur Gerontologie und Geriatrie 42 (5):372–384.

Lundin-Olsson L, Nyberg L, Gustafson Y (2000) The Mobility Interaction Fall chart. Physiotherapy research international: the journal for researchers and clinicians in physical therapy 5 (3):190–201.

Mahoney FI, Barthel DW (1965) Functional Evaluation: The Barthel Index. Maryland state medical journal 14:61–65.

Mainland BJ, Amodeo S, Shulman KI (2014) Multiple clock drawing scoring systems: simpler is better. International journal of geriatric psychiatry 29 (2):127–136.

Marino S, Gallo JJ, Ford D et al. (1995) Filters on the pathway to mental health care, I. Incident mental disorders. Psychological medicine 25 (6):1135–1148.

Maxim LD, Niebo R, Utell MJ (2014) Screening tests: a review with examples. Inhalation toxicology 26 (13):811–828.

McCusker J, Bellavance F, Cardin S et al. (1999) Detection of older people at increased risk of adverse health outcomes after an emergency visit: the ISAR screening tool. Journal of the American Geriatrics Society 47 (10):1229–1237.

Mendez MF, Ala T, Underwood KL (1992) Development of scoring criteria for the clock drawing task in Alzheimer's disease. Journal of the American Geriatrics Society 40 (11):1095–1099.

Mitnitski AB, Mogilner AJ, Rockwood K (2001) Accumulation of deficits as a proxy measure of aging. TheScientificWorldJournal 1:323–336.

Mlinac ME, Feng MC (2016) Assessment of Activities of Daily Living, Self-Care, and Independence. Archives of clinical neuropsychology: the official journal of the National Academy of Neuropsychologists 31 (6):506–516.

Mohs RC, Rosen WG, Davis KL (1983) The Alzheimer's disease assessment scale: an instrument for assessing treatment efficacy. Psychopharmacology bulletin 19 (3):448–450.

Molzahn AE, Kalfoss M, Schick Makaroff K et al. (2011) Comparing the importance of different aspects of quality of life to older adults across diverse cultures. Age and ageing 40 (2):192–199.

Montero-Odasso M, Bergman H, Béland F et al. (2009) Identifying mobility heterogeneity in very frail older adults. Are frail people all the same? Archives of gerontology and geriatrics 49 (2):272–277.

Montgomery SA, Asberg M (1979) A new depression scale designed to be sensitive to change. The British journal of psychiatry: the journal of mental science 134:382–389.

Morley JE, Little MO, Berg-Weger M (2017) Rapid Geriatric Assessment: A Tool for Primary Care Physicians. Journal of the American Medical Directors Association 18 (3):195–199.

Morton NA de, Davidson M, Keating JL (2013) The Development of the de Morton Mobility Index (DEMMI) in an independent sample of older acute medical patients: refinement and validation using the Rasch model (part 2). Journal of applied measurement 14 (3):219–231.

Morton NA de, Meyer C, Moore KJ et al. (2011) Validation of the de Morton Mobility Index (DEMMI) with older community care recipients. Australasian journal on ageing 30 (4):220–225.

Mottram P, Wilson K, Copeland J (2000) Validation of the Hamilton Depression Rating Scale and Montgommery and Asberg Rating Scales in terms of AGECAT depression cases. International journal of geriatric psychiatry 15 (12):1113–1119.

Moyer VA (2014) Screening for cognitive impairment in older adults: U.S. Preventive Services Task Force recommendation statement. Annals of internal medicine 160 (11):791–797.

Mueller C, Compher C, Ellen DM (2011) A.S.P.E.N. clinical guidelines: Nutrition screening, assessment, and intervention in adults. JPEN. Journal of parenteral and enteral nutrition 35 (1):16–24.

Müller T, Paterok B (2010) Schlaftraining. Ein Therapiemanual zur Behandlung von Schlafstörungen (2., überarb. Aufl., Therapeutische Praxis Bd. 3). Göttingen: Hogrefe.

Myers H, Nikoletti S (2003) Fall risk assessment: a prospective investigation of nurses' clinical judgement and risk assessment tools in predicting patient falls. International journal of nursing practice 9 (3):158–165.

Nasreddine ZS, Phillips NA, Bédirian V et al. (2005) The Montreal Cognitive Assessment, MoCA: a brief screening tool for mild cognitive impairment. Journal of the American Geriatrics Society 53 (4):695–699.

Neelon VJ, Champagne MT, Carlson JR et al. (1996) The NEECHAM Confusion Scale: construction, validation, and clinical testing. Nursing research 45 (6):324–330.

Netzer NC, Stoohs RA, Netzer CM et al. (1999) Using the Berlin Questionnaire to identify patients at risk for the sleep apnea syndrome. Annals of internal medicine 131 (7):485–491.

Neufeld KJ, Leoutsakos JS, Sieber FE et al. (2013) Evaluation of two delirium screening tools for detecting post-operative delirium in the elderly. British journal of anaesthesia 111 (4):612–618.

New PW, Scroggie GD, Williams CM (2017) The validity, reliability, responsiveness and minimal clinically important difference of the de Morton mobility index in rehabilitation. Disability and rehabilitation 39 (10):1039–1043.

Nikolaus T, Specht-Leible N, Bach M et al. (1994) Soziale Aspekte bei Diagnostik und Therapie hochbetagter Patienten. Erste Erfahrungen mit einem neu entwickelten Fragebogen im Rahmen des geriatrischen Assessment. Zeitschrift fur Gerontologie 27 (4):240–245.

Nogueira J, Freitas S, Duro D et al. (2018) Validation study of the Alzheimer's disease assessment scale-cognitive subscale (ADAS-Cog) for the Portuguese patients with mild cognitive impairment and Alzheimer's disease. The Clinical neuropsychologist 32 (1):46–59.

Norman K, Nikolov J, Demuth I et al. (2013) Handkraftreferenzwerte für Ältere: Daten aus der Berliner Altersstudie II (BASE-II). Aktuelle Ernährungsmedizin 38 (3):0341–0501.

Oliver D, Britton M, Seed P et al. (1997) Development and evaluation of evidence based risk assessment tool (STRATIFY) to predict which elderly inpatients will fall: case-control and cohort studies. BMJ (Clinical research ed.) 315 (7115):1049–1053.

Onen F, Lalanne C, Pak VM et al. (2016) A Three-Item Instrument for Measuring Daytime Sleepiness: The Observation and Interview Based Diurnal Sleepiness Inventory (ODSI). Journal of clinical sleep medicine: JCSM: official publication of the American Academy of Sleep Medicine 12 (4):505–512.

Onen S-H, Dubray C, Decullier E et al. (2008) Observation-based nocturnal sleep inventory: screening tool for sleep apnea in elderly people. Journal of the American Geriatrics Society 56 (10):1920–1925.

Oo MT, Tencheva A, Khalid N et al. (2013) Assessing frailty in the acute medical admission of elderly patients. The journal of the Royal College of Physicians of Edinburgh 43 (4):301–308.

Palumbo P, Klenk J, Cattelani L et al. (2016) Predictive Performance of a Fall Risk Assessment Tool for Community-Dwelling Older People (FRAT-up) in 4 European Cohorts. Journal of the American Medical Directors Association 17 (12):1106–1113.

Park S-H (2018) Tools for assessing fall risk in the elderly: a systematic review and meta-analysis. Aging clinical and experimental research 30 (1):1–16.

Patrick DL, Erickson P (1993) Health status and health policy. Quality of life in health care evaluation and resource allocation. New York: Oxford Univ. Press.

Phelan E, Williams B, Meeker K et al. (2010) A study of the diagnostic accuracy of the PHQ-9 in primary care elderly. BMC family practice 11:63.

Pinto E, Peters R (2009) Literature review of the Clock Drawing Test as a tool for cognitive screening. Dementia and geriatric cognitive disorders 27 (3):201–213.

Pinto-Meza A, Serrano-Blanco A, Peñarrubia MT et al. (2005) Assessing depression in primary care with the PHQ-9: can it be carried out over the telephone? Journal of general internal medicine 20 (8):738–742.

Pocklington C, Gilbody S, Manea L et al. (2016) The diagnostic accuracy of brief versions of the Geriatric Depression Scale: a systematic review and meta-analysis. International journal of geriatric psychiatry 31 (8):837–857.

Podsiadlo D, Richardson S (1991) The timed »Up & Go«: a test of basic functional mobility for frail elderly persons. Journal of the American Geriatrics Society: JAGS: official journal 39 (2):142–148.

Pollak N, Rheault W, Stoecker JL (1996) Reliability and validity of the FIM for persons aged 80 years and above from a multilevel continuing care retirement community. Archives of physical medicine and rehabilitation 77 (10):1056–1061.

Power M, Quinn K, Schmidt S (2005) Development of the WHOQOL-old module. Quality of life research: an international journal of quality of life aspects of treatment, care and rehabilitation 14 (10):2197–2214.

Rabadi MH, Blau A (2005) Admission ambulation velocity predicts length of stay and discharge disposition following stroke in an acute rehabilitation hospital. Neurorehabilitation and neural repair 19 (1):20–26.

Radtke FM, Franck M, Schneider M et al. (2008) Comparison of three scores to screen for delirium in the recovery room. British journal of anaesthesia 101 (3):338–343.

Ricci M, Pigliautile M, D'Ambrosio V et al. (2016) The clock drawing test as a screening tool in mild cognitive impairment and very mild dementia: a new brief method of scoring and normative data in the elderly. Neurological sciences: official journal of the Italian Neurological Society and of the Italian Society of Clinical Neurophysiology 37 (6):867–873.

Richardson HE, Glass JN (2002) A comparison of scoring protocols on the Clock Drawing Test in relation to ease of use, diagnostic group, and correlations with Mini-Mental State Examination. Journal of the American Geriatrics Society 50 (1):169–173.

Rockwood K, Mitnitski A (2006) Limits to deficit accumulation in elderly people. Mechanisms of ageing and development 127 (5):494–496.

Rockwood K, Song X, MacKnight C et al. (2005) A global clinical measure of fitness and frailty in elderly people. CMAJ: Canadian Medical Association journal = journal de l'Association medicale canadienne 173 (5):489–495.

Rockwood K, Stadnyk K, MacKnight C et al. (1999) A brief clinical instrument to classify frailty in elderly people. Lancet (London, England) 353 (9148):205–206.

Romero-Ortuno R, Walsh CD, Lawlor BA et al. (2010) A frailty instrument for primary care: findings from the Survey of Health, Ageing and Retirement in Europe (SHARE). BMC geriatrics 10:57.

Rosen J, Sweet RA, Mulsant BH et al. (1994) The Delirium Rating Scale in a psychogeriatric inpatient setting. The Journal of neuropsychiatry and clinical neurosciences 6 (1):30–35.

Rosendahl E, Lundin-Olsson L, Kallin K et al. (2003) Prediction of falls among older people in residential care facilities by the Downton index. Aging clinical and experimental research 15 (2):142–147.

Royall DR, Polk M (1998) Dementias that present with and without posterior cortical features: an important clinical distinction. Journal of the American Geriatrics Society 46 (1):98–105.

Rubenstein LZ, Harker JO, Salvà A et al. (2001) Screening for undernutrition in geriatric practice. Developing the Short-Form Mini-Nutritional Assessment (MNA-SF). The journals of gerontology / A 56 (6):366–372.

Rüfenacht U, Rühlin M, Imoberdorf R et al. (2006) The Plate Diagram: An instrument to Record Insufficient Diatery Intake in Hospitalized Patients. Aktuel Ernaehr Med (31):66–72.

Rüfenacht U, Rühlin M, Wegmann M et al. (2010) Nutritional counseling improves quality of life and nutrient intake in hospitalized undernourished patients. Nutrition (Burbank, Los Angeles County, Calif.) 26 (1):53–60.

Runge M, Rehfeld G (1995) Geriatrische Rehabilitation im therapeutischen Team. Stuttgart: Thieme.

Sager MA, Rudberg MA, Jalaluddin M et al. (1996) Hospital admission risk profile (HARP) identifying older patients at risk for functional decline following acute medical illness and hospitalization. Journal of the American Geriatrics Society 44 (3):251–257.

Saller T, MacLullich AMJ, Schäfer ST et al. (2019) Screening for delirium after surgery: validation of the 4 A's test (4AT) in the post-anaesthesia care unit. Anaesthesia 74 (10):1260–1266.

Sauter C, Popp R, Danker-Hopfe H (2007) Normative Values of the German Version of the Epworth Sleepiness Scale. Somnologie (11):272–278.

Schoenenberger AW, Bieri C, Özgüler O et al. (2014) A novel multidimensional geriatric screening tool in the ED: evaluation of feasibility and clinical relevance. The American journal of emergency medicine 32 (6):623–628.

Schroeder RW, Twumasi-Ankrah P, Baade LE et al. (2012) Reliable Digit Span: a systematic review and cross-validation study. Assessment 19 (1):21–30.

Shenkin SD, Fox C, Godfrey M et al. (2018) Protocol for validation of the 4AT, a rapid screening tool for delirium: a multicentre prospective diagnostic test accuracy study. BMJ open 8 (2):e015572.

Shulman KI (2000) Clock-drawing. Is it the ideal cognitive screening test? International journal of geriatric psychiatry: a journal of the psychiatry of late life and allied sciences 15 (6):548–561.

Shulman KI, Herrmann N, Brodaty H et al. (2006) IPA survey of brief cognitive screening instruments. International psychogeriatrics 18 (2):281–294.

Shulman KI, Shedletsky R, Silver I (1986) The challenge of time: clock-drawing and cognitive function in th elederly. Int J Geriatr Psychiatry 1:135–140.

Siegrist J, Peter JH (1986) Schlafstörungen und kardiovaskuläres Risiko. Medizinische Klinik (Munich, Germany: 1983) 81 (12):429–432.

Simoneit M (1933) Wehrpsychologie. Ein Abriss ihrer Probleme und praktischen Folgerungen. Berlin: Bernd & Graefe.

Singler K, Gosch M, Antwerpen L (2020) Clinical Frailty Scale (https://www.dggeriatrie.de/images/Bilder/PosterDownload/200331_DGG_Plakat_A4_Clinical_Frailty_Scale_CFS.pdf, Zugriff am 06.05.2021).

Smith ME (1963) Delayed recall of previously memorized material after fifty years. The Journal of genetic psychology 102:3–4.

Soubra R, Chkeir A, Novella J-L (2019) A Systematic Review of Thirty-One Assessment Tests to Evaluate Mobility in Older Adults. BioMed research international 2019:1354362.

Spira AP, Beaudreau SA, Stone KL et al. (2012) Reliability and validity of the Pittsburgh Sleep Quality Index and the Epworth Sleepiness Scale in older men. The journals of gerontology. Series A, Biological sciences and medical sciences 67 (4):433–439.

Steffen TM, Hacker TA, Mollinger L (2002) Age- and gender-related test performance in community-dwelling elderly people: Six-Minute Walk Test, Berg Balance Scale, Timed Up & Go Test, and gait speeds. Physical therapy 82 (2):128–137.

Swain DG, O'Brien AG, Nightingale PG (1999) Cognitive assessment in elderly patients admitted to hospital: the relationship between the Abbreviated Mental Test and the Mini-Mental State Examination. Clinical rehabilitation 13 (6):503–508.

Tariot PN, Mack JL, Patterson MB et al. (1995) The Behavior Rating Scale for Dementia of the Consortium to Establish a Registry for Alzheimer's Disease. The Behavioral Pathology Committee of the Consortium to Establish a Registry for Alzheimer's Disease. The American journal of psychiatry 152 (9):1349–1357.

Tavares JPA, Sá-Couto P, Boltz M et al. (2017) Identification of Seniors at Risk (ISAR) in the emergency room: A prospective study. International emergency nursing 35:19–24.

Teng EL, Chui HC (1987) The Modified Mini-Mental State (3MS) examination. The Journal of clinical psychiatry 48 (8):314–318.

The WHOQOL Group (1998). The World Health Organization Quality of Life Assessment (WHOQOL): development and general psychometric properties. Soc Sci Med 46(12):1569–1585.

Theou O, Cann L, Blodgett J et al. (2015) Modifications to the frailty phenotype criteria: Systematic review of the current literature and investigation of 262 frailty phenotypes in the Survey of Health, Ageing, and Retirement in Europe. Ageing research reviews 21:78–94.

Theou O, Jakobi JM, Vandervoort AA et al. (2012) A comparison of physical activity (PA) assessment tools across levels of frailty. Archives of gerontology and geriatrics 54 (3):e307–14.

Tierney MC, Szalai JP, Dunn E et al. (2000) Prediction of probable Alzheimer disease in patients with symptoms suggestive of memory impairment. Value of the Mini-Mental State Examination. Archives of family medicine 9 (6):527–532.

Tinetti ME, Richman D, Powell L (1990) Falls efficacy as a measure of fear of falling. The journals of gerontology 45 (6):239–243.

Tombaugh TN, McIntyre NJ (1992) The mini-mental state examination: a comprehensive review. Journal of the American Geriatrics Society 40 (9):922–935.

Topp CW, Østergaard SD, Søndergaard S et al. (2015) The WHO-5 Well-Being Index. A systematic review of the literature. Psychotherapy and psychosomatics 84 (3):167–176.

Trzepacz PT (1999) The Delirium Rating Scale. Its use in consultation-liaison research. Psychosomatics 40 (3):193–204.

Trzepacz PT, Baker RW, Greenhouse J (1988) A symptom rating scale for delirium. Psychiatry research 23 (1):89–97.

Trzepacz PT, Mittal D, Torres R et al. (2001) Validation of the Delirium Rating Scale-revised-98: comparison with the delirium rating scale and the cognitive test for delirium. The Journal of neuropsychiatry and clinical neurosciences 13 (2):229–242.

Unützer J (2007) Clinical practice. Late-life depression. The New England journal of medicine 357 (22):2269–2276.

Van den Dungen P, van Kuijk L, van Marwijk H et al. (2014) Preferences regarding disclosure of a diagnosis of dementia: a systematic review. International psychogeriatrics 26 (10):1603–1618.

Van Gemert LA, Schuurmans M (2007) The Neecham Confusion Scale and the Delirium Observation Screening Scale: Capacity to discriminate and ease of use in clinical practice. BMC nursing 6(1):3. DOI: 10.1186/1472-6955-6-3. © 2007 Gemert van and Schuurmans; Lizenz: CC BY 2.0.

Veras B de, da Silva Magliano C, da Silva Santos M et al. (2016) Health-related quality of life in the elderly: a review of the EQ-5D use. J Bras Econ Saude 2016 (8):227–233.

Vogel A, Waldorff FB, Waldemar G (2010) Impaired awareness of deficits and neuropsychiatric symptoms in early Alzheimer's disease: the Danish Alzheimer Intervention Study (DAISY). The Journal of neuropsychiatry and clinical neurosciences 22 (1):93–99.

Warden V, Hurley AC, Volicer L (2003) Development and psychometric evaluation of the Pain Assessment in Advanced Dementia (PAINAD) scale. Journal of the American Medical Directors Association 4 (1):9–15.

Watson Y, Arfken C, Birge S (1993) Clock complesion: an objective screening tet for dementia. J Am Geriatr Soc 41(11):1235–1240.

Wilber ST, Lofgren SD, Mager TG et al. (2005) An evaluation of two screening tools for cognitive impairment in older emergency department patients. Academic emergency medicine: official journal of the Society for Academic Emergency Medicine 12 (7):612–616.

Winkler I, Buyantugs L, Petscheleit A et al. (2003) Die interkulturelle Erfassung der Lebensqualität im Alter. Das WHOQOL-OLD-Projekt. Zeitschrift für Gerontopsychologie & -psychiatrie 16 (4):177–192.

Winograd CH, Gerety MB, Chung M et al. (1991) Screening for frailty: criteria and predictors of outcomes. Journal of the American Geriatrics Society 39 (8): 778–784.

Wittchen HU, Krause P, Höfler M et al. (2001) NISAS-2000: Die »Nationwide Insomnia Screening and Awareness Study.« Prävalenz und Verschreibungsverhalten in der allgemeinärztlichen Versorgung. Fortschritte der Medizin. Originalien 119 (1):9–19.

Wolfsgruber S, Jessen F, Wiese B et al. (2014) The CERAD neuropsychological assessment battery total score detects and predicts Alzheimer disease dementia with high diagnostic accuracy. The American journal of geriatric psychiatry: official journal of the American Association for Geriatric Psychiatry 22 (10):1017–1028.

Wood RY, Giuliano KK, Bignell CU et al. (2006) Assessing cognitive ability in research: use of MMSE with minority populations and elderly adults with low education levels. Journal of gerontological nursing 32 (4):45–54.

Woods NF, LaCroix AZ, Gray SL et al. (2005) Frailty: emergence and consequences in women aged 65 and older in the Women's Health Initiative Observational Study. Journal of the American Geriatrics Society 53 (8):1321–1330.

Xue Q-L, Bandeen-Roche K, Varadhan R et al. (2008) Initial manifestations of frailty criteria and the development of frailty phenotype in the Women's Health and Aging Study II. The journals of gerontology. Series A, Biological sciences and medical sciences 63 (9):984–990.

Yao J-L, Fang J, Lou Q-Q et al. (2015) A systematic review of the identification of seniors at risk (ISAR) tool for the prediction of adverse outcome in elderly patients seen in the emergency department. International journal of clinical and experimental medicine 8 (4):4778–4786.

Yesavage JA, Brink TL, Rose TL et al. (1982) Development and validation of a geriatric depression screening scale. A preliminary report. Journal of psychiatric research 17 (1):37–49.

Youn JC, Lee DY, Kim KW et al. (2002) Development of the Korean version of Alzheimer's Disease Assessment Scale (ADAS-K). International journal of geriatric psychiatry 17 (9):797–803.

Zeitlhofer J, Schmeiser-Rieder A, Tribl G et al. (2000) Sleep and quality of life in the Austrian population. Acta neurologica Scandinavica 102 (4):249–257.

Zigmond AS, Snaith RP. (1983) The hospital anxiety and depression scale. Acta psychiatrica Scandinavica 67 (6):361–370.

Sachregister

4

4AT-Test 156

A

ADAS 100
ADL-Index nach Katz 50
Aktivitäten des täglichen Lebens 48
Alzheimer's Disease Assessment Scale 100

B

Barthel-Index 50
Berg Balance Scale 70
Berlin Questionnaire 143
BESD 149
Beurteilung von Schmerzen bei Demenz-Skala 149
Bodeneffekt 21

C

CAM 151
Care Complexity Predicition Instrument 46
CERAD 98
Clinical Frailty Scale 131
COMPRI 46
Confusion Assessment Method 151

Consortium to Establish a Registry for Alzheimer's Disease 98

D

De Morton Mobilitäts-Index 59, 67
Deckeneffekt 21
Delir 151
Delirium Rating Scale 152
DEMMI 67
DemTect 91
Depression 103
Depression-im-Alter-Skala 107
Depressionsskala nach Zung 106
Doloplus-2-Skala 148
DRS 152

E

EFAS 143
Emotion 103
Epworth Sleepiness Scale 142
EQ-5 122
Ernährung 110
ESS 142
Essener Fragebogen Alter und Schläfrigkeit 143
Esslinger Transferskala 61
European Quality of Life-Fragebogen 122

177

F

Fall-Risk-Assessment-Tool 68
FIM 55
Five-Sit-to-Stand-Test 70
Fragebogen zur sozialen Situation 150
Frailty 124
Frailty-Index der kumulativen Defizite 130
Frailty-Phänotyp 126
Frailty-WHI-Phänotyp 130
FRAT 68
Functional Independence Measure 55

G

Gehgeschwindigkeit 61
Geriatrie-Check 47
Geriatrische Depressionsskala 107
Geriatrisches Screening nach Lachs 42

H

HADS 105
Handkraft 60
Hausarztpraxis 34
Heimbewohner 30
Hirnleistung 73
Hospital Anxiety and Depression Scale 105

I

IADL 57
Identification of Seniors at Risk 45
Informant Questionnaire on Cognitive Decline in the Elderly 98
Inzidenz 21
IQCODE 98
ISAR 45

L

Lebensqualität 118

M

MAGIC 29
Malnutrition Universal Screening Tool 114
MDAS 154
Medikamentencheck 28
Mementool 95
Memorial Delirium Assessment Scale 154
Mini Nutritional Assessment 116
Mini-Cog-Test 86
Minimal clinical important difference 22
Mini-Mental-Status-Test 87
MNA 116
Mobilitätstest nach Tinetti 63
MoCA 86
Montgomery-Asberg-Depression-Rating-Scale 109
Montreal Cognitive Assessment 86
MUST 114

N

NEECHAM Confusion Scale 154
Negativer prädiktiver Wert 21
Nichtgeriatrische Fachabteilungen 31
Normierung 22
Notaufnahme 32
Nu-DESC 154
Nursing Delirium Screening Scale 154
Nutrition Risk Screening 115

O

Observation and Interview-based Diurnal Sleepiness Inventory 139

Observational Sleep Assessment
  Instrument 138
Observation-based Nocturnal Sleep
  Inventory 139
ODSI 139
ONSI 139
OSAI 138

P

Patient Health Questionnaire 104
PHQ-9 104
Pittsburgh Sleep Quality Index 140
Positiver prädiktiver Wert 21
Prävalenz 21
PSQI 140

R

Reliabilität 22
Rolling Assessment 23

S

Schlaf 134
Schlafanamnese 134
Schlafprotokoll 136
Schmerz 144
Screening 21, 39
SF-36-Fragebogen 120
SHARE-Frailty-Instrument 128
Short Physical performance Battery
  62
Short Physical Performance Battery
  70
SIS 83
Six-Item Screener 83

Skala nach Lawton und Brody 57
Soziale Situation 149
Soziales Umfeldes 29
SPPB 70
St. Thomas-Risk-Assessment-Tool 68
STRATIFY 68
STS 70

T

Tellerdiagramm 113
Test zur Früherkennung einer Demenz
  mit Depressionsabklärung 90
TFDD 90
Timed-up-and-go-Test 62

U

Uhrzeichentest 81
unmet needs 25

V

Validität 22

W

WHO-5-Wohlbefindens-Index 108
WHOQOL 121
WHO-Quality of Life 121

Z

Zahlenspanne 79
Zahlenverbindungstest 80